100세 시대
기적의 식품
콩

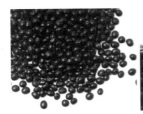
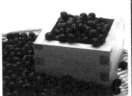
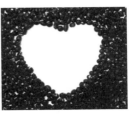

100세 시대
기적의 식품

콩

스테판 홀트 M.D. 지음 | 정재원 옮김

하늘구름

The
Soy Revolution

✕

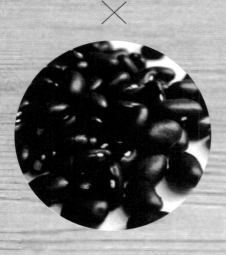

역자의 말

나는 1937년에 의사가 되어 소아과에 근무했다.

일제치하에서 허덕이던 당시, 소아과를 찾은 아이들은 대부분 설사병을 앓고 있었다. 모유나 우유를 먹이면 설사를 계속하다가 결국은 영양실조와 다른 질병이 합병되어 사망하곤 하던 아이들……. 그 원인 모를 질환이 모유나 우유 속에 있는 유당을 분해하는 효소 세포를 선천적으로 갖지 못한 선천적 기형아에게 발병하는 유당불내증이라는 사실이 밝혀진 것은 그로부터 27년 후였다.

이러한 원인 모를 질병을 해결하기 위하여 1960년 다시 공부를 하고자 영국의 런던 의과대학원에 입학한 나는 3년 반 동안 연구에만 전념하였으나 만족한 결과를 얻지 못하였고, 그 후 미국에서 1년 반에 걸쳐 알레르기학을 공부하였다.

1964년도 '넬슨 소아과 텍스트북 제8판'에 유당불내증이란 병명이 처음으로 공개되었다. '유당불내증' 아이들에 대한 치료법은 오직 유당이 함유되어 있지 않은 대용 유액을 발견하는 것이었다.

1964년 봄, San Francisco U.C. Medical Center Allergy Section의 Dr. Deamer 밑에서 수학하고 있던 나는, 콩에 아기들에게 필수적인 3대 영양소가 풍부하게 함유되어 있으면서도 유일하게 유당 성분이 함유되어 있지 않아 콩으로 만든 대두 유아식 개발이 '유당불내증' 아기에게는 훌륭한 대체 유액이 될 것으로 믿었다.

그 후 1965년 귀국하여 본인이 경영하던 정·소아과 의원 내에 영양분석 연구실과 동물실험실을 설치, 1966년 초부터 바로 두유 연구를 위한 "쥐"실험에 들어갔다. 그 후 만 2년간 계속 연구한 결과 두유 발명 특허와 영양 식품 허가를 받아 아기 치료에 열중하였다.

의학 통계를 보면, 우리나라의 '유당불내증' 발생률은 그 당시 전체 인구의 0.5~1%의 비율로 나타나는데, 이것으로 미루어 20만 명 내외의 환자가 있을 것으로 추정된다. 그러나 30년간 1일 100만 본 이상 두유의 보급으로 현재는 '유당불내증'으로 사망하는 어린이는 없는 걸로 알고 있다. 이 사실만 보더라도 콩으로 만든 두유가 우리나라 아기들에게 공헌한 바가 크다 하겠다.

1967년부터 현재까지 근 30여 년간 콩에 대한 공부를 계속하였고, 최근 1980년도부터는 동양보다 서양에서 콩에 대한 연구가 보다 확산되고 있으며, 많은 저명한 책자 등을 통해 콩의 월등한 효능이 소개되고 있다. 이번 홀트 박사의 책은 콩이 새 천년의 먹거리로 새롭게 조명되고 있음을 잘 나타내고 있다. 또한 스테판 홀트 박사는 콩으로 만드는 콩 식품과 건강 보조식품의 연구 개발에 중요한 공헌을 해왔다. 그리고 새 천년의 먹거리로 콩을 새롭게 조명하여 콩을 이용한 식품 개발에 전념하고 있는 (주)정·식품의 기술 자문을 역임하기도 했던 그는 20년 이상 임상치료학의 영양 분야에서 일해왔고, 식품과 건강 보조식품의 연구 개발에 헌신해 왔으며 특히 다양한 질병의 예방과 치료에 있어서 콩의 효과를 알리는 교육적 활동에 광범위하게 종사해 왔다.

전문가들을 위한 그의 전작인 〈Soya For Health〉에 비해 금번 발간된 〈100세 시대, 기적의 식품, 콩 원제: The Soy Revolution〉은 전문 지식이 없는 일반 독자들로 하여금 과학적 개념에 대한 이해를 돕도록 쉽게 설명되어 있다. 또한 개념, 이론 그리고 콩의 건강 유익 효과에 대한 과학적 증명들을 제시하고 있어 더욱 흥미롭게 느껴진다.

이러한 흥미가 본인이 이 책을 가깝게 한 이유이며 권태완 박사님과 함께 번역을 한 동기인 것이다.

이제 콩은 그 건강 유익 효과를 기사화하지 않은 대중매체가 없을 정도로 대중의 관심을 끌고 있다. 그러나 이러한 간행물 등을 통해 전달되는 정보들의 일부분은 불완전한 것들이거나 때에 따라서는 오해의 소지가 있는 것들이었다. 이에 홀트 박사는 콩의 건강 유익 효과에 대한 중요한 쟁점들을 명확하고 체계적인 설명으로 기술하고 있다.

나는 콩과 관련한 가장 최근의 학술 정보를 실은 이 책이 다른 여러 책들을 대표할 것이며 건강에 관심이 있는 다양한 계층의 독자들을 위한 필독서가 되리라고 믿는다. 왜냐하면 인간의 존엄성을 위한 첫 번째 조건은 다름 아닌 건강이기 때문이다.

끝으로 이 책이 나오기까지 수고해 주신 권태완 박사와 세밀하게 감수해 주신 이창란 박사께 특별한 감사를 전하고 싶다.

의학박사 정재원

contents

Part 1 콩이 좋다고들 하는데……

콩이 특별한 몇 가지 이유

콩 속의 신비, 아이소플라본의 탁월성

Part 4 당신의 심장을 위한 선물, 콩

Part 5 체중과의 전쟁, 무기는 콩!

프롤로그

「질병의 치료와 예방」이라는 의학적 분야에 있어서 이제 영양학적 접근과 관여는 더 이상 비현실적이고 신비한 차원이 아니다. 필자는 이 책 〈100세 시대, 기적의 식품, 콩 원제: The Soy Revolution〉을 통해, 식이요법이 인류의 건강에 얼마나 지대한 영향을 미치는지에 대해 과학적 근거를 토대로 설명해 보이고자 한다. 물론 이 책의 내용은 진기한 것도 아니고 어떻게 보면 새로운 정보가 아닐 수도 있다. 필자는 콩 분야에서 지속되어 온 수많은 학자들의 연구 결과를 총 망라해 보고자 하였다. 그렇기 때문에 안타깝게도 콩의 건강 유익 효과에 공헌해 온 수많은 사람들에게 일일이 감사하거나 그들의 업적을 일일이 언급하기란 불가능하다.

다만 이러한 콩 연구 결과의 집약 정리 자료들이, 더 많은 인류로 하여금 콩 식품을 섭취하게 만드는 데 기여함으로써 인류 건강 증진에 도움이 되었으면 한다. 물론 아직 몇몇 분야에서는 콩의 특정 성분의 작용이나 효과에 대해 이견이 분분하나 필자는 이러한 의견들이 수렴되어 여기에 소개되는 개념들이 계속 유지될 것이라고 믿는다.

필자는 건강 증진을 위한 영양적, 식물학적 접근으로 건강 보조 식품의 연구와 개발에 많은 관심을 갖고 있다. 그러나 이것은 콩을 원료로 한 건강 보조식품에 대한 필자의 열정적 관심을 나타냈을 뿐, 어떤 충돌이나 마찰을 일으키고자 하는 것은 아니다.

필자는 콩 식품의 건강 유익 성분들이 일반인들의 식단에 활용되기를 바란다. 비록 서구인의 미각이 콩을 주원료로 한 식품 섭취에 문제가 된다 해도, 여하한 경우라도 건강을 위해 콩의 지속적인 섭취는 매우 중요한 것이다. 따라서 필자는 콩이 새 천년의 건강식품으로서 그 위치를 확고히 하리라고 확신한다.

향후 몇 년 동안은 콩 식품의 특정 건강 유익 성분을 규격화하는 일이 쉽지는 않을 것이다. 그러나 필자가 콩 연구에 약 5년간의 세월을 투자한 이유는 건강 보조식품을 이해하고 콩을 이용하여 최고의 유익 효과를 내는 식품을 개발하고자 하는 의지 때문이었다.

현대의학은 흔히 「기존의학과 대체의학 사이의 교차로」로 비유되기도 한다. 그래서 「종합의학Integrated Medicine」의 필요성이 제기되고 있지만, 아직 이러한 접근은 의학 분야에 존재하는 이분법의 벽을 깨지 못하고 있는 실정이다. 이 의학 분야의 변화에는 많은 요인들이 기여한 바 있는데, 특히 대체의학이나 영양적 차원에의 접근 방법은 건강 장수에 대한 바람과 기존의학의 문제점을 대체하려는 건강에 관심이 높은 일반인들에 의해 주도되어 왔다. 심장질환, 관절염 그리고 각종 암과 같은 만성질환을 근절하는 데 기본의학의 실패는 아직 성급한 판단으로 여겨질지 모르지만, 많은 사람들은 이를 해결할 수 있는 방법 모색에 조급해 하고 있다. 이런 차원에서 볼 때, 필자는 대체의학 분야가 아직 우리 사회에서 그 안정성이나 효능 면에 있어 뚜렷한 확신을 주지 못하고 있다고 생각한다.

그러나 다행스럽게도 필자의 첫 번째 책인, 〈Soya For Health_{Mary Ann Liebert, NY, 1996}〉의 발행 이후, 필자가 생각하고 있는 건강 유익 성분들을 증명하기 위한 일부 제안들이 점점 받아들여지고 있다. 물론 의료인들 중의 일부는 필자의 주장이 정신 치료를 요할 만큼 근거 없는 것이라고도 하지만, 앞으로 질병의 예방과 치료에 있어 영양학적 접근의 효과를 밝혀내기 위해서는 분명히 아직 밝혀지지 않은 미지의 세계에 대한 도전의 위험이 따를 것이다.

이에 과학적인 진실성을 밝히고자 필자는 스스로의 실험을 통해, 콩이야말로 다음 천년의 인류 건강을 위한 최적의 식품이라는 결론을 얻었다. 이용 용도가 다양한 콩의 체계적인 기초 연구와 임상 연구를 통해 건강 유익 성분들을 함유한다는 사실이 밝혀졌기 때문이다.

현대 인류가 직면하고 있는 각종 만성질환에 의한 고통, 사망률 증가로 주 원인은 잘못된 생활습관에서 비롯된 것들이다. 여기서 바람직한 생활습관이란 삶의 운동 그리고 정서적 행복 및 좋은 영양에서 주용을 유지하는 것인데, 그중 특히 중요한 것은 영양 섭취 조절이다. 이러한 차원에서 콩 식품은 훌륭한 영양 공급원일 뿐만 아니라, 질병의 예방 및 치료 효과를 지닌다.

먼저 발간된 〈Soya For Health〉는 전문 의료인과 건강 관련 전문가들을 위해 쓰인 것으로서 딱딱하고 학술적인 부분이 많아, 전문 지식이 부족한 일반 독자들에게는 다소 어려운 점이 있었다. 그러므로 더 많은 독자들에게 콩의 정보를 알리기 위해서는 보다 쉬운 설명이 필요했다. 이것이 두 번째 책을 내게 된 동기로서, 이 책은 새로운 의학 정보 및 지식을 추구하는 모든 사람에게 도움을 줄 수 있을 것이다.

필자는 많은 독자들에게 건강을 위해 이 책을 권유하고자 한다. 또한 여러 사람들과 이 책의 내용을 공유함으로써 건강 증진에 보탬이 되었으면 한다. 이 책을 통해 많은 독자들은 콩이야말로 인류의 건강과 행복한 삶을 위해 최적의 식품이라는 사실을, 각종 과학적 연구 결과를 토대로 확신할 수 있을 것이다.

혁명에는 저항이 따르지만, 치밀한 계획하에 꾸준히 실행될 때 그 혁명은 성공하게 되리라 믿는다. 우리가 한 국가를 변화시키듯, 필자는 콩이 인류의 건강 증진에 새로운 길을 제공하리라 확신한다.

본서의 편집에 도움을 준 건강서적 편집 전문가인 버지니아 맥클러에게 감사드리며, 아울러 여러 정보와 전문 지식의 수집에 있어 콩 식품 산업계 및 영양학 분야의 많은 분들로부터 좋은 충고와 도움을 받았음을 밝힌다.

의학박사 스테판 홀트, CEO
BioTherapies, Inc. Fairfield, NJ

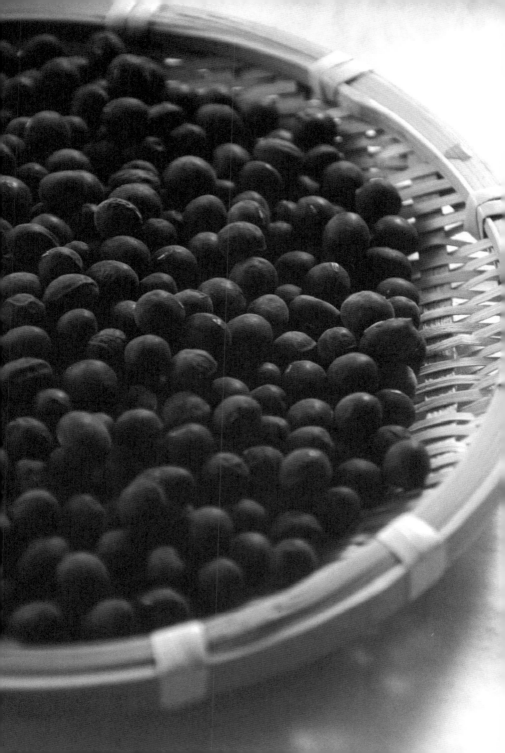

콩이 좋다고들 하는데…

The
Soy Revolution

×

우리는 바람직하지 않은 식습관에 대한 얘기들을 지겹도록 듣고 산다.

그래서 영양소가 건강에 얼마나 중요한지 너무나 잘 알고 있다. 오늘날 대부분의 사람들은 지나치게 건강을 염려하고 있으며 식습관의 개선을 통해 건강을 증진하려 한다. 즉 포화지방의 섭취를 줄이고 섬유질 섭취를 늘이거나, 어떤 건강 보조식품을 이용함으로써 현재의 질병을 치료·예방하려는 노력을 끊임없이 시도하는 것이다.

누구나 활력이 넘치고 더욱 건강해지기를 원한다. 하지만 과연 어떤 방법이 최선인지에 관해서는 혼란스러울 수도 있다. 콩 식품을 먹는 것은 단순한 한때의 유행이 아니다. 이 책은 콩으로 만든 식품에 대해 들어보긴 했지만 콩이 왜 좋은지, 왜 콩을 식단에 포함시켜야 하는지 정확히 알고자 하는 사람, 아울러 건강에 관심이 높은 사람들에게 많은 도움을 줄 것이다. 여기엔 콩에 대한 중요한 정보는 물론 자연적인 방법으로 건강을 증진시킬 수 있는 방법 등을 담았다.

물론 콩에 관한 정보 자체가 부족한 것은 아니다. 여태껏 많은 책들이 소개되었고 이제 보다 많은 사람들이 콩이 건강식품이라는 사실 정도는 어렴풋이 알고 있다. 그러나 대부분의 책들이 한쪽 측면에만 국한되었거나 부분적으로만 옳기 때문에 소비자들을 혼란시켜 왔다. 이에 반해 필자는 콩의 영양분에 대한 광대한 연구 결과를 종합하려는 노력을 해왔다. 이 책은 연구자들의 많은 노력의 결집이자 그 연구에 대한 필자의 해석을 반영한 것이기도 하다. 보다 기술적인 정보를 원하는 독자들은 필자의 첫 저서인 〈건강을 위한 콩 Soya For Health : Mary Ann Liebert, Larchmont NY, 1996〉을 참고하기 바란다.

이 책에서 다루고 있는 것은 콩으로 만들어진 식품 및 보조식품 등이다. 필자는 지난 1997년, 서울에서 열린 「사단법인 한국 콩연구회」의 연례 총회에서 콩이야말로 다음 밀레니엄을 대표하는 식품이라고 역설한 바 있다. 매일 새로운 연구 결과가 나오고 있다고 해도 과언이 아니며 여러 가지 이유에 근거하여, 향후 수십 년간 콩에 관한 더 많은 이야기들이 나올 것이다. 이처럼 새롭게 발견된 콩의 영양 성분에 관한 보도가 하루에 빠짐없이 전해지고 있는 요즈음, 최신 리포트를 완성시킬 무렵이면 더 중요한 연구가 발표되어 다시 자료를 보태고 개념을 설명해야 했다. 하지만 이러한 과정을 거치지 않았더라면, 이 책은 독자들이 알아야 할 콩의 영양 성분을 빠짐없이 제대로 전달할 수 없었을 것이다. 다소 어렵고 전문적인 부분도 있지만 자연이 준 가장 귀중한 선물의 하나인 콩에 대한 관대한 지식을 종합하는 데 있어서 화학적 성분들에 관한 설명은 간과할 수 없는 과정이었다.

만일 당신이 인내심을 갖고 이 책을 읽는다면 인생을 변화시킬 만한 귀중한 정보를 얻게 될 것이다. 콩의 원료로 한 식품 및 건강 보조식품들은 오늘날 서구 사회에서 흔히 볼 수 있는 각종 만성질환을 치료하고 예방하는 잠재력을 가지고 있기 때문이다. 연구 결과에 따르면, 향후 콩은 서구 사회의 주요 사망 원인이 되는 여러 가지 퇴행성질환을 억제하는데 있어 중요한 역할을 하게 될 것이다. 따라서 심장질환, 고혈압, 암, 당뇨 등을 치료하거나 예방하기 위해서는 반드시 식단에 콩을 도입할 필요가 있다.

또한 콩은 골다공증, 신경질환, 전립선질환, 위장 장애, 비만 등에도 효과가 있으며, 폐경기 증후군 및 체중 유지, 운동 능력 증진은 물론 노화 억제에도 효과를 나타낸다. 노화와 관련된 질환을 예방하는 것은 노후 생활의 질을 향상시키는 것과 밀접한 연관이 있다. 우리 사회에서 이제 70세나 80세까지 사는 것은 드문 일이 아니며 90세를 넘기는 경우도 꽤 있다. 하지만 대부분의 사람들은 말년을 질병에 시달리며 살고 있다. 활력이 없어지고 만성질환과 싸워야 한다면 장수를 한다는 것이 무슨 의미가 있겠는가. 그런 의미에서 콩 식품은 오랫동안 즐겁게 살 수 있도록, 즉 인간다운 삶을 영위할 수 있도록 도움으로써 수명 연장은 물론 삶의 질을 향상시키는 데 기여할 것이다.

이 책은 콩에 관한 사실과 그 최선의 이용 방법을 가르쳐 줄 것이다. 콩의 성분이 여러 가지 상업화된 식품에 첨가되고 있다는 것과 콩이 동물성 단백질의 대용으로 이용된다는 것은 이미 널리

22

알려져 있다. 콩이 훌륭한 단백질원임에는 틀림없지만 그것은 초보적 지식에 불과하다. 모든 콩 식품이 동일하게 만들어지는 것은 아니며 각각의 장점과 취약점을 지니고 있기 때문이다.

서구에서 콩은 상대적으로 새로운 식품이다. 수십 년 전까지만 해도 대부분의 북미사람들이나 유럽인들은 콩을 간장의 재료나 사료 혹은 페인트, 잉크 등의 원료 정도로만 간주해 왔다. 그러다가 우유의 대용으로 두유가 등장했고, 육류의 대용인 "콩 버거"와 같은 제품이 자연식품 시장에 소개되었다. 재미있는 사실은 미국이 매년 수십 억 부셸역자 주 : 1부셸=27.2kg의 콩을 생산하고 있지만 그 대부분을 사료로 이용하거나 일본, 한국 등지로 수출하고 있다는 사실이다. 관심 있는 사람들이라면 콩이 미국의 농업 분야에서 차지하고 있는 중요한 역할에 대해 잘 알고 있을 것이다. 콩은 현재 접착제나 건축자재 심지어 유방 조직 이식 수술에도 이용되고 있으며, 저명한 기업가인 헨리 포드는 콩 섬유로 만들어진 옷을 입어 보인 적도 있다. 헨리 포드는 콩으로 자동차를 만들어 보려고 했지만, 염소가 그만 자동차의 번호판을 먹어치웠다는 얘기까지 있을 정도이다.

콩은 서구에서 낯선 식품으로 등장했지만, 동양에서는 그 역사가 유구하다. 콩은 3천 년이 넘게 동아시아에서 빼놓을 수 없는 먹거리 구실을 한 것이다.

그렇다면 콩이 인간과 환경에 얼마나 좋은 농작물인가를 이해하기 위해 콩의 역사를 살펴보도록 하자.

▶ 성스러운 식물, 콩

  콩의 재배는 4천 년 전으로 거슬러 올라가며, 아마도 중국에서 처음 재배된 것으로 전해온다_{역자 주 : 콩의 원산지는 한반도와 인접하고 있는 중국의 동북부 일대로 추정되고 있으며, 그 지역은 우리 조상의 옛 삶의 터전이었음.} 중국어로는 "ta-tou"라고 하는데 이는 "큰 콩"이라는 뜻이다. 콩이 인간에게 이롭다고 여겨져 왔기 때문에 중국의 신농神農황제는 콩을 오곡의 하나로 규정하기에 이르렀다. 그는 〈신농본초경神農本草經〉이라는 최초의 의학서를 집대성 했으며, 1백 가지가 넘는 식물의 치료 효과를 수록하였는데, 그 중 가장 중요한 식물의 하나로 간주한 것이 바로 콩이었다. 5세기 중엽, 콩 식품은 심장, 간, 신장, 위장, 결장의 정상 기능 회복을 위한 치료에 이용되었으며, 이는 "약제의 왕"으로 알려진 당대唐代의 도의道醫 츄 미아오Szu-miao를 비롯한 의학자들에 의해 고대 중국의 의학 연구서에서 다루어졌다. 그는 콩의 다양한 형태를 구분하였는데 그가 수세기 전에 기록했던 콩의 건강 성분들이 오늘날에 들어와 입증되고 있다.

  또한 16세기 명대明代의 의사인 이시진의 30년이 넘는 시간을 들여 집대성한 52권의 약제식물 총서인 〈본초강목〉에는 콩이 부종이나 신장질환, 중독에 효과가 있는 것으로 기록되어 있다.

  현대 중국에서 콩은 동물 젖의 훌륭한 대용품인 두유의 원료가 되기 때문에 "중국 소"라고 불린다. 두유는 포화지방이 없는 건강한 단백질원이므로 언젠가는 서구 식단에서도 우유를 대신할 것으로 믿는다. 현대의 연구자들은 16세기 리쉬첸의 연구를 보강하

24

여 수많은 위장 장애와 비타민 결핍, 피부병, 다리 종기, 빈혈 및 임신 중독에 효과적인 치료제로서 콩을 제시하고 있다.

콩은 전 아시아로 보급되기 이전, 중국 북부와 내몽고에서 처음 재배된 것으로 보인다. 거듭 말하지만 콩은 수세기 동안 한국과 일본을 비롯해 많은 아시아 국가들의 주식이었는데, 여기에는 채식주의를 부르짖는 불교의 전파가 영향을 미친 것으로 보인다. 수도승들이 만들어 낸 콩을 이용한 맛있는 채식 요리는 쇠고기나 돼지고기의 맛과 구분할 수 없을 정도이다.

콩은 내한성 작물로, 중국을 비롯한 여러 아시아 국가의 사람들은 콩 경작을 통해 기근과 정치 사회적 혼란 그리고 수없는 자연 재해에서 살아남을 수 있었다. 또 콩 식품을 주로 섭취하는 아시아인들이 일반적으로 유럽인이나 북미인과 비교하여 심장질환, 암, 당뇨, 고혈압 등의 발병률이 낮다는 것을 생각할 때, 성스러운 작물로 인식되어 온 콩이 늦게나마 서구에 소개된 것에 우리는 감사하지 않을 수 없다.

▶ 서양으로 전파된 콩은……

콩은 19세기 초, 중국을 출발한 미국 화물선 바닥에 짐으로 실려 미국에 도착했다. 또 영국인에 의해 유럽을 거쳐 미국으로 전해졌다고 보는 사람들도 있다. 그러나 어찌 되었든, 콩이 서구인들에게 주요 식품원으로 간주되기까지는 그 후로도 100년이 넘게 걸렸다.

제1차 세계대전 중공업용 및 식용 기름의 부족으로 훌륭한 기름 원료인 콩 재배와 콩의 이용에 관한 경제적 필요성이 제기되었지만, 그 영양적 가치는 인식되지 않았던 것이다. 1920년대와 30년대, 콩은 콩기름으로 인해 널리 알려졌으나 콩 깻묵_{역자 주 : 콩기름을} 짜고 난 대두박은 단순한 부산물에 불과했다. 콩을 재배하는 사람들은 더 많은 기름을 짤 수 있는 새로운 변종 개발에 힘썼지만 미국인들의 입맛에는 맞지 않았기 때문에 콩기름은 대부분 공업용으로 쓰였다. 그 후 1930년대 말, 새로운 공정 개발로 맛의 문제가 해결되면서부터 콩기름은 식품 가공 산업에서 중요한 역할을 하게 되었고, 곧이어 콩 깻묵은 제2차 세계대전 이후 가축의 사료로 널리 쓰이게 되었다. 콩기름은 오늘날 북미인의 주요 칼로리원의 하나가 되어 있다.

공업용이나 동물 사료로서의 이용뿐 아니라 콩의 또 다른 가치에 대한 연구는 계속되어져, 20세기 초 자연건강주의를 주장했던 켈로그John Harvey Kellogg는 콩 제품이 당뇨를 치료하는 데 유효하다고 믿었다. 켈로그는 유명한 「배틀 크리크 요양소Battle Creek Sanitarium」를 세웠고 소시지, 베이컨, 달걀 등의 기존 아침식단을 대체할 그래놀라Granola, 일종의 아침식사용 시리얼을 비롯한 시리얼 식품을 개발했다. 채식주의자인 그는 여러 가지 면에서 홀로 시대를 앞서간 사람이었다.

미국에서는 채식주의가 한 번도 널리 유행된 것이 없다. 하지만 그 주창자들은 콩 식품의 개발에 있어서 중요한 역할을 담당했다.

엘렌 화이트Ellen G. White에 의해 1880년대 설립된 「제7 안식일 재림파」의 신도들은 구성원들에게 채식을 권장했다. 그들은 콩을 주식으로 이용한 첫 미국인이었던 셈이다. 이 교파의 신도들이 미국인들의 입맛에 맞는 "고기처럼 보이고 맛도 비슷한"식품을 개발했을 때, 비로소 육류 대용품의 개념이 생겨난 것이다. 아마도 그들은 고기와 비슷한 콩 음식을 만드는 데 대가인 불교 수도승들의 요리법을 따랐던 모양이다.

제7 안식일 재림파의 신도들은 현재도 미국의 콩 식품 산업에서 중요한 역할을 하고 있다. 다른 미국인들에 비해 이 교파 신도들에게 심장질환, 고혈압, 결장암 및 다른 만성질환의 발병률이 낮은 것은 결코 우연이 아니다. 동물성 단백질이나 지방의 섭취에서 섬유질의 섭취로 식습관을 바꾸는 것이 건강에 얼마나 도움이 되는가는 이미 잘 알려져 있는 사실이다. 따라서 제7 안식일 재림파의 신도들은 다른 서구인들이 깨닫지 못했던 사실, 즉 콩이 아주 특별한 작물인 것을 잘 알고 있었던 것이다.

오늘날 미국의 농부들은 전 세계 콩의 40%역자 주 : 현재 60%를 생산하고 있다. 콩은 전 세계로 전파되면서 수천의 변종이 개발되었고 미국 농부들은 40여 개의 변종을 개발하고 있으며, 유전 공학의 발달로 콩의 개별적 성분을 강화하도록 조정하는 단계에까지 이르렀다. 한 예로, 농업 관련 산업의 거물 ADMArcher Daniels Midland Corporation사는 비타민E 함량이 높은 콩 변종을 개발했다. 그 회사는 콩 이용법의 개발과 세련된 가공법을 발달시킴으로써 서구인들의 건강 증진에 크게 이바지해 왔다. 또 Monsanto 사는 병충해에 강하고 영양가 높은 콩의 변종을 개발해 내기도 했다.

콩이 서양으로 전해지면서 브라질, 아르헨티나, 남아공 및 여러 유럽 국가들에서 식용 및 공업용 콩에 대한 수요는 증가하였다. 콩의 영양적 가치에 대한 관심이 늘고 있는 한편, 공업용으로서의 이용 역시 더욱 다양하게 증가하는 추세이다. 콩기름은 중국에서 이미 수백 년 전 배에 물이 새어들지 못하도록 뱃밥을 메우는 데 이용되었으며 가정이나 사원에서 등을 켜는 데 사용되어 왔다. 또 금세기 초에 들어와서는 포드의 지도하에 개발된 자동차 부품을 비롯하여 콩 단백질에서 압출된 플라스틱이 공업용으로 이용되기도 했다. 오늘날 콩 추출물은 비누, 샴푸, 잉크, 시멘트, 가정용 세제, 수지, 접착제 및 섬유에 이르기까지 다양한 제품에 쓰이고 있다. 양식 생선을 샀다면 그 사료에는 콩이 들어 있으며 집에서 기르는 붕어의 먹이에도 콩 추출물이 첨가되어 있다. 이처럼 콩은 지구상에서 가장 다양한 형태로 이용할 수 있는 식물이라고 해도 절대 과장이 아닌 것이다.

▶ 건강을 위해서라면, 반드시 콩을!

날 것으로 먹었을 때, 콩은 결코 맛있는 음식이 아니다. 이상한 맛과 떫은 뒷맛을 남기는가 하면, 배에서 소리가 나고 가스도 나오게 만든다. 현대의 발달된 식품공학이 아니었다면 아마 콩은 서구 사회에서 식용되지 못했을 것이다.

콩을 섭취하면 콩 속에 들어 있는 여러 가지 영양 성분으로 인해 건강을 증진시킬 수 있다. 콩에는 포화지방이 적고, 필수아미노산이 소화되기 쉬운 형태로 들어 있으며, 풍부한 비타민비타민 A, E, K와 약간의 B과 균형 잡힌 무기질칼륨, 철, 인 및 칼슘이 함유되어 있다. 특히 주목할 것은 아이소플라본제니스타인, 다이드제인과 같은 식물성 화합물Phytochemicals로써 건강 증진에 특효가 있다는 점이다. 콩의 아이소플라본에 대해서는 차후 자세히 살펴보겠지만, 건강 유지와 질병을 예방하는 데 있어서 아이소플라본의 역할은 이 책 전반에 걸쳐 자주 거론될 것이다.

전형적인 서구식을 즐기는 사람들에게 콩 식품의 섭취를 통한 건강 증진이란 쉽지 않은 일이다. 더구나 몇몇 콩 상품은 아이소플라본과 같은 주요 성분이 고르게 들어 있지도 않다. 때문에 많은 사람들이 보조식품을 이용하려 하며, 이러한 보조식품들은 필요한 성분의 함량을 확인할 수 있다는 점에서 "서구적 입맛"을 지닌 바쁜 현대인들에게 적합할 것이다. 필자 자신도 콩 보조식품의 연구와 개발에 많은 노력을 해왔다. 콩으로 만든 보조식품의 장점에 대해서는 이 책의 뒷부분에서 논의할 것이다.

▶ 특별하고 중요한 작물, 콩은 왜?

콩은 완전 단백질을 제공하는 몇 안 되는 식물의 하나로서, 이는 곧 아홉 가지 필수아미노산을 함유하고 있음을 뜻한다. 필수아미노산라이신, 트립토판, 류신, 페닐알라닌, 메티오닌, 히스티딘, 아이소류신, 트레오닌과 발린은 체내 생합성이 불가능하므로 식품을 통해서만 얻어질 수 있다. 동물성 단백질원인 육류, 생선, 달걀 및 유제품 등이 건강한 서구 식단의 오랜 단골 메뉴가 되어 왔던 것도 바로 필수아미노산을 함유하고 있기 때문이다.

콩이 서구 사회에 널리 퍼지게 된 것은 동물성 포화지방의 섭취를 줄이고 섬유질의 섭취를 늘려야 한다는 연구 결과가 나올 즈음이었다. 게다가 아미노산과 질소 흡수를 위해 단백질의 섭취가 꼭 필요한 것이기는 해도, 대부분의 서구인들은 필요 이상의 단백질을 섭취하고 있는 실정이다. NRC National Research Council의 연구 발표는 표준체중 1kg당 1/2g의 단백질을 섭취해야 한다고 주장한다. 물론 단백질의 질적 차이가 있기 때문에, 0.8kg 정도를 적정 섭취 단백질의 기준치로 삼을 수 있을 것이다. 다시 말해 표준체중 63.5kg의 여성은 대략 하루 51g의 단백질을 섭취할 필요가 있다. 그러나 서구 사회에서 단백질의 섭취량을 따지는 것은 별 의미가 없다. 서구 식단에서 그 정도의 단백질을 섭취하기란 너무도 쉬운 일이기 때문이다.

참치 1인분은 대략 20g의 단백질을, 3온스역자 주 : 1온스=28.4kg짜리 햄버거는 약 21g, 1온스의 체다 치즈는 약 14g의 단백질을 공급한다. 단백질이 함유된 채소와 곡류를 먹는 보통 사람을 가정해보면, 서구인들은 평균적으로 지나치게 많은 양의 단백질을 섭취하고 있다는 것을 쉽게 알 수 있다. 사실상 미국의 남성들은 하루 평균 약 100g의 단백질을 섭취하고 있는데 이 같은 미국인의 단백질 과다 섭취는 바람직하지 않은 식습관이다.

임신 중인 여성이나 수유 중인 여성, 어린이, 운동선수나 보디빌더들의 경우, 보통의 성인보다 많은 단백질을 필요로 하지만 풍요로운 서구 사회에서는 이 또한 그다지 어려운 일이 아니다. 서구 사회에서는 단백질의 과잉 섭취가 보다 큰 문제점인 것이다. 지나친 동물성 단백질 섭취는 분명히 서구 사회의 만성적 퇴행성 질환이나 조기 사망 및 신체장애와 밀접하게 연관되어 있다.

동물성 단백질은 상대적으로 포화지방과 콜레스테롤의 함유량이 많고 섬유질은 전혀 없다. 따라서 곡류, 콩, 콩과식물, 채소, 과일 및 견과류를 주로 하는 채식식단에 비해 서구의 식단은 섬유질 섭취가 부족하게 된다. 그러나 콩은 질 좋은 단백질을 제공할 뿐 아니라 비교적 낮은 지방 함량, 풍부한 비타민과 무기질 및 섬유질까지 섭취할 수 있기 때문에 서구 사회의 고민을 덜 수 있는 해결책이 된다. 즉 오랫동안 건강한 삶을 영위하고 싶다면 이제 식단을 바꾸는 작업을 시도해 보자.

▶ 단백질을 둘러싼 신화들

서구 식단을 둘러싼 숱한 신화들은 대부분 동물성 단백질에 근거한다. 즉 육류를 비롯한 동물성 식품의 섭취가 자동적으로 질 좋은 단백질을 공급한다는 것이다. 그러나 이용 가능한 단백질의 비율은 각각의 동물성 식품에 따라 다르다. 단, 콩은 부피의 35%

가 체내에서 이용 가능한 단백질을 함유하고 있다.

단백질 함유량을 비교해 보면 1/4 파운드역자 주 : 1파운드=약 454g의 육류 또는 가금류조류에는 약 18~22g의 단백질이, 1/2 컵의 조리된 콩에는 20g의 단백질이 들어 있다. 양쪽 모두 아홉 가지 필수아미노산을 공급하는 완전한 형태의 단백질이다. 고기의 종류에 따라 지방 함유량이 다르긴 하지만, 생선기름을 제외한 동물성 지방이 혈중 콜레스테롤 수치를 오르게 한다는 것은 이미 잘 알려져 있다. 오늘날 지각 있는 소비자들은 닭고기의 껍질을 벗긴다거나, 기름이 없는 살코기만을 구입한다거나, 혹은 저지방 유제품을 섭취하는 등 동물성 단백질에 들어 있는 지방 섭취를 줄이기 위해 다방면의 노력을 하고 있다. 물론 도움이 되긴 한다. 그러나 여전히 약간의 포화지방산은 남아 있기 마련이고 동물성 단백질과 콜레스테롤의 섭취는 종종 적정량을 웃돌곤 하는 실정이다.

채식을 하는 사람들은 서로 다른 필수아미노산이 함유된 두세 가지의 서로 다른 식품을 함께 섭취하는, 즉 보완적 단백질의 섭취 개념에 대해 익히 알고 있다. 이는 한 가지 식품의 부족한 부분을 다른 식품으로 채우는 것인데, 예를 들면 옥수수빵과 렌틸Lentil, 역자 주 : 강낭콩처럼 크면서 모양이 납작한 편두 스프로 된 점심이 상호 보완적으로 아미노산을 공급, 완전한 단백질을 조성해 내는 것과 같은 경우이다. 채소와 콩으로 만든 음식은 그 자체만으로 완전한 단백질을 제공하므로 다른 음식을 덧붙일 필요가 없어진다.

1970년대 사회 운동가이자 저술가인 프란시스 무어 라프Frances Moore Lappe는 〈Diet For a Small Planet〉라는 책을 펴냄으로써 채식에 대한 관심을 불러 모았다. 라프는 동물성 단백질 섭취가 필수적이라는 종래의 주장을 타파하려 애썼으며, 서로 다른 단백질 식품의 섭취를 통해 매끼니 완전한 단백질이 공급되어야 한다고 주장했다. 단백질이 함유된 여러 가지 식품을 함께 섭취함으로써 필요한 단백질을 얻어야 한다는 그녀의 지적은 옳다. 콩과 견과류, 각종 열매, 호밀, 옥수수나 쌀 등을 이용한 음식은 완전한 단백질을 제공한다. 그러나 끼니마다 보완적 아미노산을 섭취해야 한다는 것에 구애될 필요는 없다. 왜냐하면 대부분의 열량을 채식에서 섭취하는 경우 일반적으로 우리가 필요로 하는 충분한 단백질을 만들어낼 만한 아미노산을 공급하기 때문이다. 물론 콩을 주로 하는 식단에는 이미 필수아미노산이 균형 있게 들어 있으므로 더더욱 걱정할 필요가 없다.

▶ 기존의 연구들을 살펴보면……

콩에 대한 기존 연구들을 고려해 볼때, 우리는 이 콩과 식물이 서구 식단에서 주식으로 자리 잡지 못하고 있다는 사실에 놀라지 않을 수 없다. 역시 변화란 쉽지 않은 것일까? 육식을 지지하는 경제적, 사회적 영향력에 의해 아직도 동물성 단백질이 건강 식단의 중심에 떡 버티고 있는 것이다. 이러한 점에서 복합탄수화물곡류, 콩, 채소, 견과류 및 각종 열매을 식단의 기본이자 주 칼로리원으로 권장하는 USDAUnited States Department of Agriculture, 역자 주 : 미국 농무부의 새로운 형태의 식품 피라미드Food Guide Pyramid, 역자 주 : '미국의 식사 목표'라는 미국 상원의 권고로 미국 정부가 식생활 개선을 위해 소비자들이 쉽게 실천할 수 있도록 식품군 별로 피라미드형으로 양적 개념을 표현한 모형도는, 정부가 권장하는 미국 역사상 초유의 비동물성 단백질 식단이라는 데 중대한 의미가 있다. 이 같은 새로운 식단의 권장은 미국 식단에 콩 식품을 단백질의 주공급원으로 도입하는 계기를 제공했다.

새로운 피라미드가 소개되기 오래전부터 연구자들은 콩의 영양 성분에 대한 연구를 계속해 왔다. 「콩과 암 예방의 관계」에 있어 권위자인 마크 메시나Mark Messina 박사는 1994년 「만성질환의 예방과 치료에 있어 콩의 역할」에 대한 최초의 국제 심포지엄을 준비하였다. 미국 애리조나에서 열린 이 회의를 통해 콩 식품이 지닌 다양한 영양 성분이 소개되었으며, 콜레스테롤 저하 효과나 암 예방 등에 관한 34편의 논문이 발표되었다. 그 후 「콩의 만성질환의 예방과 치료 효과」에 대한 연구가 활발히 진행되던 1996년, 메시나 박사는 벨기에에서 두 번째 국제 심포지엄을 개최하였고, 70편이 넘는 논문들의 관심이 콩의 의심할 여지없는 건강 증진 효과에 집중되었다. 몇몇 과학자들이 콩의 부작용에 대해 연구했지만 현재까지 콩이 인체에 해를 끼친다는 결과를 보여준 예는 단 한 가지도 없었다.

식품 산업 스스로도 콩 연구에 기여했는데, 채식이 상대적으로 저지방이라는 연구 결과를 바탕으로 조만간 서구에서도 콜레스테롤을 낮추고 심장질환의 발병을 낮출 저렴한 저지방 단백질 식품이 각광받을 것으로 기대하고 있다. 그렇다면 모두 채식가가 되어 두부나 채소만 먹어야 하는가? 물론 그렇지는 않다.

　대부분의 연구자들은 미국식단에서 일부 기본적인 몇 가지 변화만으로도 충분히 좋은 결과를 가져올 것으로 믿는다. 이는 동물성 단백질원을 줄이고 식물성으로 대체하는 정도의 변화를 의미한다. 즉 완전한 채식주의자가 될 필요는 없을 뿐 아니라, 사실 채식가들도 몇 가지 건강상 유의점에 대해 알아두어야 할 것이다. 물론 동물을 죽이는 것에 반대하여 채식을 주장하는 사람들은 우리 모두가 완전 채식가가 되는 것을 원할 것이다. 그러나 현실적으로 극단적인 식습관의 변화는 오래가지 못한다. 콩이나 다른 식물성 단백질 섭취를 조금씩 늘림으로써 동물성 단백질원을 대체해 간다면 건강상 이로울 뿐 아니라 지구를 살리는 환경운동에도 한발 다가서게 될 것이다.

▶ 콩과 환경, 그 불가분의 관계

　과거 수십 년 동안 부르짖어 왔던 "녹색혁명"에도 불구하고 지구상의 식량은 여전히 편중되어 있다. 또 인구는 빠르게 증가하고 있으며 기본 경작지는 도시화 혹은 사막화로 사라져 가고 있다. 설상가상으로 우림의 급속한 파괴는 몇몇 국가들의 기후에 중대한 영향을 미치고 있기까지 한다.

　넓은 땅과 적은 인구를 가진 서구 국가들은 그들의 경작지를 동물성 단백질 식단을 유지하기 위한 수단으로 이용해 왔다. 즉 지구의 다른 쪽 사람들이 섭취하는 귀리나, 콩, 옥수수 등을 값비싼 단백질원이 되어 소비자들에게 돌아오는 가축의 사료로 재배해 왔던 것이다. 그러나 앞으로 그들은 더 이상 이러한 사치를 누릴 수 없게 되는지도 모른다.

소에게 콩이나 다른 풍부한 단백질 사료를 먹임으로써 햄버거나 스테이크 등의 효율적인 단백질원으로 바꾸어 섭취할 수 있는 것은 사실이다. 하지만 문제는 1파운드의 유용한 동물성 단백질을 얻기 위해서는 7파운드의 곡류가 필요하다는 데 있다. 더구나 이 것은 계산상의 수치일 뿐, 실제적으로는 1 : 20의 비율이 되기도 한다. 식물성 단백질이 이처럼 기본적이고도 경제적인 식품원임에도 불구하고 미국에서 재배되는 그 많은 콩이 사료로 쓰이다니, 미국의 가축들은 아마도 세계에서 가장 건강한 놈들일 것이다.

콩이 환경 문제를 해결할 수 있는 중요한 답을 가지고 있다는 것은 과장이 아니다. 콩은 늘어나는 단백질 수요에 대응할 수 있으며, 사람이나 가축 모두에게 어울리는 식품으로서 수많은 식품이나 건강 보조식품으로 응용될 수 있다. 이제 서구인들은 육류 소비를 줄이고 두부나 템페의 섭취를 늘려야 한다. 식물성 단백질의 섭취가 궁극적으로 건강에 도움을 준다는 사실을 기억한다면, 이에 대해 아무도 감히 "희생"이라고 말할 수 없을 것이다.

전 세계적으로 완전 채식을 하는 나라는 거의 없는 반면, 육류를 중심 식단으로 정해 놓고 그것이 생존에 꼭 필요한 것이라는 잘못된 주장을 하고 있는 곳은 서구문화가 유일하다. 더구나 불행히도 서구문화의 전파는 건강에 유익한 식습관을 가졌던 나라들에 "육식위주식단"을 전파하고 있다.

육류 소비의 감소에 대해서는 정치적 혹은 사회적으로 다른 견해를 가질 수 있겠지만, 여기에서 필자는 전 세계에 미치는 건강 관련 문제에 대해서만 다루기로 하겠다. 콩이 나와 내 가족의 건강뿐 아니라 한정된 자원을 놓고 경쟁해야 하는 지구상의 다른 사람들에게 있어서 얼마나 많은 혜택을 줄 수 있는지 생각해 보기 바란다. 환경과 건강은 함께 맞물려 있는 개념인 것이다.

육식 섭취량이 많은 사람들에게 있어 「고기를 먹는 것 = 부와 번영의 상징」으로 잘못 인식되고 있다는 것을 깨닫는 것도 중요한 의미가 있다. 영양 부족과 기아에 시달리는 사람들에 반해 식탁에 육류를 올릴 수 있다는 것은, 말하자면 어떤 정신적 안정제로도 작용했던 것이다. 그러나 사실 기아에 시달리는 사람들은 단백질 결핍이라기보다는 칼로리의 부족이 더 심각하다. 아시아나 아프리카, 라틴아메리카의 전통적 식단은 서구의 그것보다 훨씬 건강식이며 채식은 단점보다 장점이 많은 식습관이다.

기근에 시달리는 지역의 문제점은 동물성 단백질의 결핍에 있는 것이 아니라 주곡류의 부족에 있다. 어떤 나라에서는 비교적 여유 있는 사람들이 부의 상징으로서 동물성 단백질을 주로 하는 서구적 식단으로 기존의 전통 식단을 대체하고 있는데, 그 결과 종전에는 찾아보기 힘들었던 서구형 질환이 나타나고 있다. 건강에 신경을 쓰는 부유한 나라 사람들은 동물성 단백질의 섭취를 줄이려고 노력하는데 다른 한편에서는 부의 상징으로서 서구 식단을 흉내내고 있다니, 오늘날의 실정이란 참으로 이율배반이 아닐 수 없다.

▶ 패스트푸드의 확산, 과연 무엇이 문제인가?

미국의 패스트푸드 산업이 많은 동아시아 국가에 성공적으로
침투했다는 사실 또한 매우 아이러니컬한 일이다. 이제 프라이드
치킨점이나 햄버거 체인점 등은 동아시아의 도시 지역에서 흔히
볼 수 있게 되었으며, 이에 대응하기 위해 서구식을 선보이는 식
당들도 무수히 늘어났다. 어느 유명한 햄버거 체인점은 100여 개
국에 무려 21,000개의 점포를 가지고 있는데 그들이 판매했던 햄
버거를 늘어놓으면 지구에서 달까지 무려 19회나 왕복할 수 있을
거리가 된다. 소비자의 기호에 맞춘 탓이니 무조건 비판할 생각은
없지만, 향후에는 이들 체인점에서도 식물성 단백질 메뉴를 늘려
가게 될 것이다.

미국 패스트푸드 산업의 경영 철학은 QSCV, 즉 질Quality, 서비
스Service, 청결Cleanliness 그리고 가치Value이다. 그러나 불행히도 건강
Health의 H는 빠져 있다. 건강을 생각하는 소비자들을 위해 햄버거의
지방 함유량을 부피의 17~20% 정도로 낮추었다 해도, 육류에 들어
있는 포화지방이 혈중 콜레스테롤 수치를 높인다는 사실을 생각할
때 별 도움이 되지 않는다. 참고삼아 말하자면 높은 혈중 콜레스테
롤은 미국인의 제1 사망 원인인 혈관질환의 주요 인자이다.

패스트푸드의 산업이 미국뿐 아니라 전 세계 경제에 큰 영향력
을 가진 주요 산업임은 말할 것도 없다. 그러나 이들 산업은 콩을
비롯한 식물성 단백질의 우수성에는 도통 관심이 없고 사업상 동
물성 단백질 예찬에만 목소리를 높이고 있다. 그러나 누군가는 이

38

들에게 콩 식품이 영양가가 높을 뿐 아니라, 맛있는 요리로도 만들 수 있고, 이윤 또한 더 많이 남길 수 있다는 사실을 시급히 알려 주어야 할 것이다.

패스트푸드의 확산에도 희망적 징조가 있기는 하다. 한 대형 체인점에서 만든 저지방 샌드위치가 경쟁력을 갖게 된 것이다. 이 체인점은 분명히 지각 있는 소비자의 요구에 부응하고 있으며, 점차 패스트푸드 산업계의 콩 단백질의 우수성을 깨닫게 될 가능성이 있다. 어쩌면 머지않은 장래에 콩버거나 두유, 콩요구르트와 같이 맛있고 영양가 있는 대체 메뉴가 등장하게 될지도 모르겠다.

어떤 사람들은 이 책에서 구체적인 건강 문제에 대한 정보를 원할 수도 있겠지만 모쪼록 전체를 다 읽고 보다 완전한 지식을 얻게 되길 바란다. 쉽게 설명하려는 노력에도 불구하고 어떤 부분은 전문적일 수도 있다. 더구나 콩의 효능을 증명하기 위해서는 화학적 조성에 대한 구체적인 설명이 불가피하다. 또 몇 가지 동일 성분이 여러 다른 증상에 효능이 있기 때문에 같은 이야기가 반복되는 것처럼 보일 수도 있을 것이다. 하지만 궁극의 목적은 이와 같은 '전체론적' 접근을 통해 콩이 인류의 건강과 생활에 얼마나 엄청난 변화를 가져올 수 있는가를 알리는 데 있음을 주지하기 바란다.

▶ 현대 의학에 도입된 영양학

지난 20여 년간 의학은 갈림길에 다다랐다. 전통을 고수하는 의사들과 질병을 치료, 예방하기 위해 영양학적 혹은 식물학적 방법을 쓰는 대체 의학자들이 상당한 견해차를 보이고 있기 때문이다. 그러나 필자는 의학에 있어서의 이러한 이분법적 사고에 찬성할 수 없으며, 어느 쪽 주장이 옳은지에 시간을 허비하기보다는 효과적인 방법 자체에 주목해야 한다고 생각한다. 결국 치료법은 환자의 결정에 달려 있는 것이며 많은 사람들이 건강의 증진과 질병의 치료를 위해 영양학적, 자연적 대안을 모색하고 있는 실정이기 때문이다.

▶ 임상을 토대로 한 연구 결과……

콩 식품에 관한 많은 정보가 역학에 바탕을 두고 있다는 것은 의심할 여지가 없다. 그러나 역학은 질병과 식습관 그리고 다른 요인 간의 관계에 있어 일관성이 결여되어 있는 예가 흔하다. 또한 그중 식습관이 갖는 영향력이나 다른 복합적 요소가 결과에 영향을 미치지 않았는지에 대해 확신할 수 없는 한계가 있다. 한 예로, 역학 연구들은 콩 식단이 혈관질환이나 암을 예방한다는 결과를 보여 주고 있지만 그것은 콩뿐 아니라 다른 요소 즉 섬유질이나 포화지방 섭취량에 의한 결과일 수도 있다는 주장으로 인해 비판받아 왔다. 그러나 이러한 한계에도 불구하고 임상 실험을 토대로 한 연구 결과들이 보여 주는 콩의 우수성을 간과할 수는 없다.

▶ 추측과 사실에 관하여

나는 이 책의 전반에 걸쳐 추측과 사실을 구분하려 했지만, 현재의 과학적 이론으로 설명될 수 없는 것은 거부되어야 한다는 기존 의학계의 오만에는 동의할 수 없다. 따라서 첫 번째로 출간되었던 〈건강을 위한 콩〉의 서론을 인용함으로써 나의 입장을 밝히고자 한다. 〈건강을 위한 콩〉은 일차적으로 의료전문인들을 위해 쓰였으므로 이번에는 비전문 의료인 및 일반 환자를 위한 책을 쓰려고 한다.

나는 동서양의 뚜렷한 발병률의 차이가 상당 부분 콩의 섭취 여부에 기인한다고 믿는다. 물론 콩이 만병통치약은 아니지만, 몇몇 아시아 국가의 사람들에게 상대적으로 특정 질병에 강한 중요한 요인이자 결정인자로 작용하고 있는 것이다.

이것은 나 혼자만의 믿음이 아니다. 다른 학자들 역시 콩이 건강에 좋다는 몇 가지 사실을 밝혀온 바 있다. 나는 콩을 일반적인 영양소로 이용하는 치료의 개념을 구성하기 위해 과학적 또는 의학적 연구 결과의 많은 부분을 도입했다. 물론 동료들이 콩의 섭취로 귀결되는 나의 치료 방법들을 모두 인정하리라고는 생각하지 않지만, 영양학자들이나 의사들 또 보건업 종사자들은 나의 제안을 상당 부분 받아들일 것으로 믿어 의심치 않는다.

▶ 새 천년의 건강식품, 콩!

1997년 6월, 사단법인 「한국 콩 연구회」로부터 서울에서 열리는 두유와 우유에 관한 국제 심포지엄 총회의 강의를 부탁 받았을 때, 영광스럽기도 했지만 한편으로는 걱정이 앞섰다. 그 이유는 가장 오랫동안 콩을 주식으로 섭취해 온 국가들 중 하나인 한국에서, 「새로운 밀레니움의 건강식품으로서의 콩」에 관해 이야기한다는 것이 서양인인 필자로서는 긴장되는 일이 아닐 수 없기 때문이었다.

한국의 전문가에 따르면 아시아의 식단에 전통적인 콩 식품을 끌어들이는 것이 이미 한계에 달했기 때문에 콩 식품 소비의 새로운 증가는 첨단 식품 가공법에 의해 개발된 서구의 콩 분리 단백, 콩 섬유질 제품 및 콩기름 제품 등과 같은 형태의 도입에 달려 있다는 것이다. 세계적으로 이용되고 있는 콩 영양 성분 개발에 지대한 공헌을 했으며 연구 지원과 더불어 그들이 개발한 고품질의 콩 분리 단백으로 널리 알려진 기업은 미국의 세인트루이스에 본사를 두고 있는 식품공학의 선두주자인 Protein Technologies 사이다.

▶ SOY, SOYA? 용어에 관하여

미국에서 "soy"나 "soybean"은 모두 콩 식품을 가리키는 말이다. 그러나 보다 보편적이고 다양한 콩 제품을 가리키는 용어는 필자가 〈건강을 위한 콩soya〉에서 사용한 "soya"라는 표현이다.

"fractionate"나 "fraction"은 콩의 특정한 부분의 분리 가능성을 의미하며 잠재력을 가진 상태로 분리된, 전체의 한 부분을 뜻한다.

"isolate"는 명사로 쓰일 경우, 전체로부터의 분리된 성분을 뜻하지만, 구조 형태로서는 전체의 일부를 그대로 지니고 있는 부분을 의미한다. 즉 '콩 분리 단백'이란 콩이 지닌 단백질의 모든 특성을 가지고 있음을 뜻하는 것이다.

▶ 새 천년, 콩에 거는 기대

이 책은 콩이 서구 사회의 질병 예방과 치료에 어떤 영향을 미치는가를 논하기 위해 쓰였다. 여기에서는 차후 구체적으로 다룰 문제들을 개괄적으로 파악할 수 있도록 했으며 다양한 질병의 원인과 콩의 잠재적 효능에 대해 가능한 한 명백히 밝혀 두었다. 콩의 영양 성분이 특정 치료나 보조식품으로서 이상적이며, 또 콩식품을 섭취함으로써 전반적으로 건강을 증진시킬 수 있다는 점을 더욱 명료히 기억하기 위해, 표1에 정리해 둔 콩의 잠재적 건강 성분을 참고하기 바란다.

▶ 건강에 유익한 콩, 그 성분은?

건강에 유익한 콩의 성분 중, 으뜸은 단연 아이소플라본이다. 식물 에스트로겐을 구성하는 아이소플라본은 여성호르몬인 에스트로겐과 비슷한 기능을 하며 에스트로겐 효과를 조정하는 역할도 한다.

이와 같이 항암에 효과적인 에스트로겐 조정 능력 외에도 아이소플라본은 또 다른 우수 성분을 가지고 있다. 그중 제니스타인 성분은 암을 비롯해 다양한 질병의 치료 예방에 효과적이며 다양한 응용이 가능하다.

제니스타인과 또 하나의 주요 아이소플라본인 다이드제인은 '콩 식품에 포함된 아이소플라본 연구'에 많은 관심을 불러일으켰다. 역학이나 조직 실험, 동물 및 인체 실험을 통해 전립선암, 유방암, 결장암 및 피부암에 있어서의 아이소플라본의 효능이 증명된 것

표1 장수에 미치는 콩의 예상(가설)기작

질환상태	콩의 효과
▶조기 사망 원인	
심장질환	심혈관계의 건강도 촉진
고혈압 및 후유증	혈압 강하 작용
암	항암 작용
신장질환	신장 유익 효과
▶노년기 이완율 원인	
심장질환	심혈관계의 건강도 촉진
각종 관절질환	골다공증의 억제 또는 치료
암	암의 예방 및 치료
체력 쇠약 증세	전반적인 영양 공급 유익 효과

이다. 또한 아이소플라본은 동물과 인체의 골다공증 그리고 뼈 조직의 상실을 지연시키며, 아이소플라본이 들어 있는 콩 단백질은 심장혈관계의 건강에 지대한 영향을 미치는 것으로 나타났다.

▶ 콜레스테롤을 감소시키는 콩 단백질

동물성 단백질이 동맥경화를 촉진시킬 수 있다는 것과, 식물성 단백질이 콜레스테롤을 감소시켜 아테롬Atheroma, 혈관벽에 부착되어 동맥경화를 가져올 수 있는 지방질의 축적으로 인한 위험을 감소시킬 수 있다는 사실이 밝혀진 지는 100여 년이나 되었다. 콜레스테롤을 감소시키는 약품이 널리 쓰이고 있지만 콩 단백질을 섭취할 경우, 대부분의 혈중 콜레스테롤 수치를 낮춰 주기 때문에 따로 약을 복용할 필요가 없다.

의학박사인 제임스 앤더슨James Anderson의 통계 연구에 따르면, 콩 단백질을 보충하거나 주요 단백질원으로 대체함으로써 현저한 콜레스테롤 감소 효과를 볼 수 있었는데 이는 합성약품의 효과와 비슷한 것이었다. 합성약품을 다량 복용하면 혈지질이 현저히 감소하지만, 비용과 부작용을 감안할 때 의사나 환자들 모두 콩 단백질을 이용하는 것이 더 효과적이리라 믿는다. 따라서 혈지질을 감소시키는 놀라운 효능을 가진 콩이야말로 서구 사회의 고질적인 콜레스테롤로 인한 질병을 치료하는 제1순위 방법으로 고려되어야 할 것이다.

▶ 골다공증을 위한 콩 섭취

그간 동물성 단백질이 풍부한 식단과 칼슘대사의 상관관계, 특히 신장 담석과의 관계에 대한 주목할 만한 연구들이 이루어졌다. 연구 대상들은 칼슘의 양과 단백질원의 종류에 따라 여러 그룹으로 분류 되었는데, 동물성 단백질을 섭취한 그룹은 콩 단백질만을 섭취한 그룹에 비해 50% 이상의 더 많은 칼슘이 소변을 통해 빠져 나간 것으로 밝혀졌다.

콩 분리 단백이 인체의 칼슘 손실을 막는 이유에 대해서는 분명히 알려져 있지 않지만, 아미노산의 함유와 관련된 것으로 보인다. 콩 단백질에는 유황 함유 아미노산이 적게 들어 있는데, 유황성분은 신장이 칼슘을 재흡수하는 것을 막아 많은 양의 칼슘이 소변으로 유실되도록 하는 것이다. 그러나 인체 내의 칼슘대사에 대해서는 좀 더 구체적인 연구가 필요하다. 한 예로 동물성 단백질에 많이 함유된 인산이나 인이 칼슘 손실을 가져온다고 알려져 있는가 하면 인산이 신장에서 칼슘을 보존하는 것을 도울 수 있다는 연구도 있다. 이렇게 엇갈리는 결과들은 인체 내의 칼슘대사에 영향을 미치는 요인들이 복잡하게 얽혀 있다는 것을 보여 주는 것이다.

아이소플라본의 효능이 알려지기 시작하면서 「콩 단백질이 뼈의 건강에 미치는 영향」에 대한 새로운 인식이 싹텄다. 아이소플라본과 유사 성분인 이프리플라본Ipriflavone은 골다공증이 있는 사람을 비롯해 동물의 뼈 조직 손실을 감소시키는 것으로 알려졌는데, 합성약품인 이프리플라본은 인체에서 아이소플라본 다이드제인으로 변화한다. 다이드제인은 일부 콩 분리 단백에 들어 있는 주요 아이소플라본류의 일종이다. 다이드제인은 이프리플라본의 합성 없어도 단독으로 뼈에 좋은 영향을 미치는 것으로 보인다.

골관절염은 골다공증과 종종 연관되어 있으며 이러한 종류의 관절염에는 antiangiogenic 골관절염, 암 및 기타 만성질환에서 나타나는 항신생혈관생성 현상치료법이 효과적이다. 그러한 효능을 지닌 것이 바로 콩의 아이소플라본이다. 단, 콩 단백질에 들어 있는 아이소플라본 특히 제니스타인이 항신생혈관 생성 효과를 지니고 있다는 것은 주목할 만한 사실이나 아이소플라본이 골다공증이나 골관절염의 치료 예방에 구체적으로 어떻게 작용하는지에 대해서는 보다 심도 깊은 연구가 요구된다.

▶ 신장 기능에 영향을 미치는 콩 단백질

식물성 단백질이 동물성 단백질보다 신장에 더욱 효과적으로 작용한다는 사실이 많은 연구를 통해 밝혀지고 있다. 콩 식단은 네프로틱 신드롬Nephrotic syndrom, 부종, 고혈압, 고지질 등으로 소변을 통해 단백질이 빠져 나가는 증상으로 인한 신장 기능 장애를 가진 환자들의 혈중 콜레스테롤 수치를 낮추는 데 효과적이다. 또 이처럼 신장 질환자들의 혈중 콜레스테롤과 단백질 손실을 조정하는 데 있어서는 특히, 단백질원을 동물성에서 식물성으로 바꾸는 것이 큰 효과가 있는 것으로 나타났다.

신장 대사 호르몬 작용과 단백질원과의 상관관계에 관한 연구들은 식물성 단백질이 얼마나 우수한 효능이 있는지를 보여 준다. 동물성 단백질은 사구체신장의 피질부에 있는 작은 공 모양의 모세혈관 덩어리의 여과율을 콩 단백질에 비해 20% 정도 높이는데, 이는 결국 신장에 그만큼 더 부담을 준다는 것을 의미한다. 즉 이러한 연구들은 단백질의 섭취를 갑자기 줄이기보다 단백질원을 동물성에서 콩으로 바꾸는 것이 바람직하다는 사실을 보여 주고 있으며, 나이가 들수록 신장 기능이 약해진다는 것을 감안하면 장년기 이후에 적절하고 현명한 식이 선택은 콩 단백질임이 분명하다.

▶ 전립선질환을 위한 콩

서구 남성에 비해 일본 남성의 전립선질환 발병률이 낮다는 것에 관심을 보이는 몇몇 연구들이 있다. 이러한 차이는 고령에서 더욱 확실히 나타났는데 그 원인의 하나로 일본인의 콩 섭취를 들었다. 아이소플라본은 테스토스테론남성호르몬의 일종대사에 직접적으로 영향을 미치며 테스토스테론의 독성 형태 형성을 억제하는 것으로 알려져 있다. 이에 따라 전립선질환의 우려가 있는 남성들에게 매일 콩 섭취를 권장하고 있는 것이다.

전립선질환과 콩의 효능에 대해 더 많은 연구가 필요한 것은 사실이지만 대부분 주된 역할을 하는 것은 아이소플라본으로 여겨진다. 대체의학에서는 전립선질환의 예방 및 치료에 콩을 사용해

왔는데 그 좋은 예가 마이클 B. 샤흐터Michael B. Schachter 박사에 의해
개발된, 콩을 주성분으로 한 음료 프로스타겐Prostagen이다.

▶ 고혈압을 억제하는 콩

일본의 학자들은 콩 식단과 항고혈압의 효과에 대해 연구해 왔
다. 10여 년 전에 발표된 그들의 연구에 따르면 나또나 일본된장
과 같은 콩 발효식품에 고혈압을 억제하는 펩티드가 들어 있음을
보여 주고 있다. 관련 연구들이 진행 중이기는 하지만 이 펩티드
가 혈압을 올리는 앤지오텐신 호르몬의 생성을 촉진하는 효소를
억제하는 것으로 보인다. 앤지오텐신 전환 효소Angiotensin-converting
enzymes : ACE 억제제가 오늘날 고혈압 치료약으로 널리 쓰이고 있지
만 자연은 이미 콩이라는 고혈압 치료제를 제공하고 있는 것이다.

▶ 폐경기 증후를 감소시키는 콩의 에스트로겐 효과

콩의 아이소플라본은 에스트로겐 수용체에 결합, 유방암의 예
방 및 치료에 효과를 나타내는 것으로 보인다. 현재 이에 대한 연
구가 활발하게 진행 중에 있으며, 또 한 가지 흥미로운 점은 콩의
아이소플라본이 폐경기 증후에 효능이 있다는 사실이다. 그 예로
서구 여성에 비해 콩 섭취가 많은 일본 여성에게는 상대적으로 폐

경기 증후가 적게 나타나는 것으로 알려져 있다. 이는 에스트로겐으로서의 아이소플라본이 지닌 생물학적 효과에 따른 것으로 보인다.

이처럼 여성의 각종 갱년기 장애에 매우 효과적인 성분으로 주목 받고 있는 콩의 아이소플라본에 대하여 「슬로안 케터링 암센터 Solan-Kettering Cancer Center」와 「아이오와Iowa 주립대학」 및 다른 주요 연구소들에서 활발한 연구를 계속하고 있다.

▶ 콩에 관한 정보 창고

콩이 지닌 수많은 영양 성분에 대해서는 기초과학이나 의학 문헌에 잘 나타나 있으며 처방 없이 구할 수 있는 콩 보조식품은 계속 늘어나고 있다. 그러나 보다 더 자세한 정보를 원한다면 다음 주소로 문의하기 바란다.

The Soy Information Department, Bio Therapies, Inc.,
9 Commerce Road, Fairfield, NJ 07004

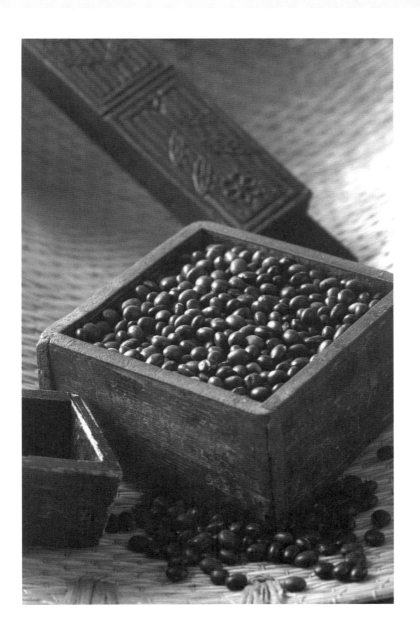

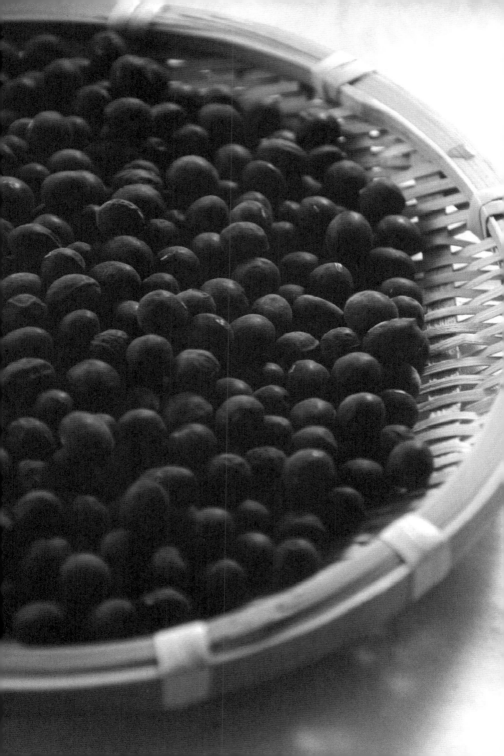

콩이 특별한
몇 가지 이유

The
Soy Revolution

×

일반적으로 콩은
단일 식품으로 거론되지만
각각의 영양적 특성을 지닌
다양한 형태로
섭취할 수 있다.

예를 들어 간식으로 먹는 볶은 콩은 여러 가지 영양소와 섬유질이 풍부하며, 우유 대용품인 두유와 같은 콩 제품에는 소량의 가용성 섬유질이 함유되어 있다역자 주 : 비수용성 섬유질은 비지로 빠져 나간다.

콩기름은 공정 중에 수소화 처리 과정Hydrogenation 때문에 가공되지 않은 기름에 비해 포화지방산이 많다. 북미 사람들의 식단에 이용되는 대부분의 콩기름이 바람직하지 않은 수소화물의 형태인 것은 안타까운 일이 아닐 수 없다. 수소 처리된 식물성 기름은 건강에 좋지 않다. 왜냐하면 유해한 형태의 트랜스지방산Trans-fatty acids을 함유하고 있을 가능성이 있기 때문이다. 따라서 흔히들 생각하는 「마가린수소화된 식물성 기름이 건강에 좋다」는 것은 다시 생각해 보아야 할 문제다.

삶은 콩과 두부는 칼슘원이지만 두유가 함유하고 있는 칼슘의 양은 제조회사에 따라 다르다. 콩은 다양하게 이용할 수 있는 식품 소재이지만 이용 방법을 잘 알아야 필요한 영양 성분을 충분히

54

섭취할 수 있는 것이다.

아이소플라본과 같은 성분은 명백한 의학적 효능을 가진다. 특정 성분을 이용하기 위해서는 평균적 함량을 따져 볼 필요가 있기 때문에 콩을 재료로 한 보조식품을 고려하게 된다. 보조식품의 이용은 특정 영양 성분의 섭취를 원하는 사람들에게 편리하고 믿을 만한 방법이다. 그러므로 꼭 콩 식품을 통해서만 영양 성분을 섭취해야 한다는 주장은 다소 설득력이 약하다. 향후 콩으로 만든 보조식품은 업계에서 가장 인기 있는 상품의 하나가 될 전망이다.

콩의 대략적 성분을 검토해 보면 질환의 예방과 치료에 잠재적 능력을 갖고 있는 것을 알게 되며, 콩에 대한 과거의 추측과 가정이 연구를 통해 확실한 정보로 바뀌는 중요한 시점에 와 있다. 콩 식품과 보조식품에 대한 건실한 증거들이 희망을 가져다주고 있는 것이다.

다음은 콩에 관한 영양 성분을 간략하게 정리한 것이다. 더 자세한 것은 각 질환과 콩의 이용에 대해 설명한 부분에서 다루어질 것이다.

▶ 위장 기능 조절과 콜레스테롤 저하, 섬유질

섬유질은 다양한 형태로 되어 있으며 소화될 때까지는 변하지 않는 식물성 식품에 함유된 물질을 가리키는 말이다. 채소와 밀에 들어 있는 섬유질은 거칠고 비수용성이다. 반면, 귀리의 섬유질은 각각 다른 모양과 생물학적 효능을 가진다.

수용성 및 비수용성 섬유질이 모두 함유된 콩의 섬유질은, 위장 기능을 조정하고 콜레스테롤을 저하시키는 것을 돕는다.

▶ 비타민과 미네랄

콩은 칼슘, 마그네슘과 복합 B비타민류 등 중요한 영양소를 함유하고 있다. 삶은 콩 1/2컵에는 1일 철분 권장량의 44%가 들어 있으며 다량의 칼슘과 마그네슘, 아연도 들어 있다. 또 타아민, 니아신, 리보플래빈과 비타민도 상당량 들어 있기 때문에 훌륭한 복합 B 비타민원이 된다. 다만 채소, 과일과 마찬가지로 콩에는 비타민 C가 없기 때문에 채식가들은 다른 방법을 통해 섭취해야 하며, 여문 콩에는 비타민 C가 없는 반면 콩나물에는 풍부하다.

이 외에 암의 예방이나 억제에 중요한 항산화 역할을 하는 것으로 알려진 여러 성분에 대해 알아보는 것도 중요하다. 항산화제로 알려져 있는 콩의 아이소플라본은 유리기Free radicals의 작용을 중화하는 역할을 한다. 유리기는 세포에서 만들어지는 해로운 분자로서 다양한 형태가 있지만, 모두 세포와 그 면역성을 파괴하는 힘을 가지고 있다. 콩의 아이소플라본은 항산화적 기능뿐 아니라 다른 중요한 효능도 가지고 있으며, 콩의 다른 항암 물질들도 주요 연구 대상이 되고 있다.

▶ 항암 효과, 플라보노이드 Flavonoids

플라보노이드는 과일이나 꽃의 적색, 황색 및 진한 청색을 내는 화학 성분이다. 바이오플라보노이드는 감귤류에 많이 들어 있는데, 1937년도 노벨상 수상자인 세인트 조지Albert. Szent-Gyorgy에 의해 과일 속에 함유된 바이오플라보노이드가 인체 내에서 비타민과 같은 역할을 한다는 것이 밝혀지면서부터 주목받기 시작했다. 바이오플라보노이드는 비타민C의 보조자로서 콩을 비롯해 다양한 채소와 곡류, 녹차 및 허브에 들어 있다. 플라보노이드는 상당한 항암 성분을 가지고 있으며 초기 암의 성장을 자극하는 효소를 억제한다.

▶ 아이소플라본

아이소플라본은 콩의 건강 촉진 성분을 이해하는 핵심이다. 이 성분은 폴리페놀계암과 싸우는 성분으로서 약 15종류의 플라보노이드 중 하나의 군群과 연관되어 있으며, 식물이 외부 환경에서 스스로를 방어할 때 만들어 내는 피토아렉신Phytoalexins이다. 아이소플라본은 피토에스트로겐Phytoestrogen, 식물성 에스트로겐으로서, 식물이 자연계에서 스스로를 유해인자로부터 보호하기 위해 생산하는 성분이다. 또한 에스트로겐 호르몬과 비슷한 구조를 가지고 있어서 인체 내의 에스트로겐 효과를 조정할 수 있는 것이다. 식물성 에스트로겐은 접두사로 쓰이는 피토란 식물에서 유래한다는 뜻으

로, 인체 내에서 상황에 따라 친에스트로겐 역할 또는 항에스트로
rps 역할을 한다. 콩은 식물성 에스트로겐의 중요한 공급원이기 때
문에 특정 암의 예방과 관련된 중요한 식품의 하나이다. 제니스타
인과 다이드제인은 콩의 주요 피토에스트로겐이며, 유방암, 전립
선암을 치료·예방하는 콩 아이소플라본의 효과에 대해서는 현재
많은 예산이 투입된 연구가 진행되고 있다.

▶ 암세포의 성장을 방해, 기타 폴리페놀계

항암 특성을 보이는 이 성분들 역시 콩을 비롯해 몇몇 식물에
들어 있다. 화학 쓰레기 청소 기능으로 인체 내 발암기제를 중화
시키며, 종양을 일으키는 화학 성분을 방해하는 것으로 알려져 있
어서 인체 내 암세포의 성장을 억제하는 데 중요한 역할을 한다.

▶ 발암 물질 억제? 테르핀, 사포닌 그리고 식물성 스테롤

식물성 기름과 수지에 들어 있는 이 성분들은 암세포의 생성을
방해하며 발암 물질을 억제하는 것을 돕는다. 사포닌은 항산화 특
성이 있으며 결장암을 비롯한 암의 예방에서 어떤 역할을 하는지
에 대한 심도 있는 연구가 요구된다. 사포닌은 또 위장에서의 콜
레스테롤의 흡수를 방해함으로써 콜레스테롤을 조정하는 역할도

하는 것으로 보인다. 식물에만 들어 있는 피트스테롤은 화학구조
상 콜레스테롤과 비슷하지만 심장병을 예방하는 기능을 돕는다.
피토스테롤은 장에서 흡수되지 않고 결장까지 가며 거기에서 결
장암으로부터 인체를 보호하는 역할을 하게 되는 것이다.

▶ **결장암을 예방, 파이테이트**Phytate

　중요한 무기질인 인은 파이테이트와 결합하여 착염 상태로 존
재한다. 파이테이트는 철분 등과 결합하여 장내 흡수를 방해하기
때문에 인체에 해로울 수도 있다. 그러나 해로울 수도 있는 이 특
성이 결장암을 예방하는 효과가 있음이 입증되고 있다. 파이테이
트가 철분과 결합, 철의 흡수를 방해한다기보다는 체내 철의 함량
을 일정하게 유지시켜 줌으로써 유리기의 형성을 억제시킨다. 또
일부에서는 파이테이트가 면역체계를 증진시키고 세포 성장을 조
정한다는 주장도 있다.

▶ **콩, 어떻게 먹어야 하나?**

　콩으로 만들 수 있는 식품은 얼마든지 있다. 두부, 템페, 두유,
콩 치즈 …. 콩을 다양하게 이용한다면, 누구든지 각자의 입맛에
맞는 음식을 선택할 수 있다.

건조 콩

콩은 채소와 함께 혹은 따로 굽거나 삶기도 하고 수프나 냄비요리에 넣기도 한다. 통째로 요리된 콩은 높은 섬유질을 함유한다.

풋콩

서구에서는 아직 흔치 않지만 덜 익은 콩을 깍지 채 조리해 채소나 간식으로 낸다. 요즘 동양계 식당에서는 삶은 풋콩을 파는데 매우 반응이 좋으며 콩깍지를 따로 볶아내기도 한다. 풋콩은 건강식품 전문매장에서도 구하기가 쉽지 않지만 콩이 널리 알려지면서부터 조금씩 달라지고 있는 추세다.

볶은 콩

볶거나 기름에 튀긴 콩은 간식으로 이용되는 훌륭한 단백질원이며 아이소플라본이 풍부하다. 단, 기름에 튀긴 콩은 염분과 지방 함량이 높기 때문에 열에 의해 변질된 지방을 감안, 땅콩이나 깨처럼 적당량을 주의해서 먹어야 한다.

콩나물

콩나물은 다른 발아 씨앗들처럼 비타민C가 풍부히 들어 있다. 주로 샐러드나 볶음에 쓰이며, 알팔파 씨나 녹두처럼 집에서도 쉽게 싹을 틔울 수 있다.

두부

두부는 두유에 응고제를 넣어 만드는데 틀에 부어 몇 시간이 지나면 상자 모양으로 굳어지게 된다. 신선한 상태로 판매하기 위해 두부를 물에 담그는 방법이 수백 년 동안 이용되어 왔다. 가장 인기 있는 콩 식품인 두부는 종류가 매우 다양하며 이용 방법도 여러 가지이다.

두부는 2,000여 년 전부터 내려오는 음식으로, 중국 전설에 따르면 청렴한 중국의 한 관리가 박봉으로 생활하기 위해 콩을 놓고 이리저리 궁리를 한 끝에 만들어 낸 음식이라고 전해지고 있다. 또 중국의 연금술사가 만들어 냈다는 설도 있다. 중국의 수도승에 의해 일본으로 전해진 두부는 주요 식품으로 자리 잡고 신성화된 나머지 일본 사람들이 경의를 표할 때 쓰는 접두어인 "오"를 두부 앞에 붙일 정도이다.

두부는 다른 향미를 잘 흡수하기 때문에 고기나 유제품의 대용으로 쓸 수 있다. 또 라자냐나 치즈케이크의 치즈 대신으로 두부를 이용한 조리법도 여러 요리책에 소개되어 있다. 두부는 볶음요리나 된장국에 첨가되어 훌륭한 단백질원을 공급하며, 얼린 두부로 만든 음식은 후식으로 인기가 높아 아이스크림의 대용식으로 쓰이고 있다.

두부는 저지방, 저염, 고단백질 식품으로 콜레스테롤이 없는 식물성 식품이며 하루 8온스 이상을 섭취한다면 훌륭한 아이소플라본 공급원이 된다. 몇 년 전까지만 해도 두부는 지나치게 건강에 집착하는 일부 사람들이나 먹는 음식쯤으로 여겨졌지만, 지금은 주요 식품이 되어 있다. 실제로 미국에서 소비되는 두부의 75%는 일반 슈퍼마켓에서 판매되는 것으로 보고되고 있다.

두부의 역사, 발달, 제조, 응용에 관한 정보에 대해서는 아키코 아오야기와 윌리엄 셔틀리프William Shurtleff 부부의 〈두부에 관한 책 The Book of Tofu〉에 잘 소개되어 있다.

템페 Tempe

템페는 콩을 이용한 발효식품으로서, 콩을 물에 담가 끓여 부드럽게 만든 뒤 바나나 잎사귀에 싸서 24시간 동안 발효시킨다. 맛은 견과류와 비슷하며 쫄깃쫄깃하면서도 버섯 같은 질감을 낸다. 또 템페의 굳어지는 성질을 이용, 패디로 만들어 햄버거나 샌드위치에 고기 대용으로 쓸 수도 있다.

템페는 특히 인도네시아에서 널리 이용되는 그곳의 특산물이기도 하다. 단백질과 섬유질이 풍부하고 다른 영양소도 많이 있으며 발효 과정을 통해 유산균을 함유하게 되는 장점도 있다. 최근, 뉴저지 웨인 소재의 「바이오 푸드 Bio Foods」 사는 체내 흡수 이용률이 높고 아이소플라본을 함유한 템페를 생산함으로써 판매 시장을 넓히고 있다.

두유 Soymilk

두유는 포화지방이나 콜레스테롤이 없는 적절한 콩 식품으로서 유제품의 대용으로 설명된다. 이처럼 두유라는 영양가 높은 대용품이 있는데 굳이 유제품을 먹을 이유가 있는가? 두유는 우유와 꼭 같진 않지만 대부분 금방 적응할 수 있을 만큼 비슷한 맛을 가지고 있다. 두유를 마시는 것은 콩 식품을 먹는 가장 간단한 방법으로서 현재 시중에는 땅콩 맛, 바닐라, 초콜릿, 사과 맛 등이 첨가된 다양한 종류의 두유가 선보이고 있다. 두유는 전지 콩 분말에 물을 넣거나, 콩을 물에 불려 마쇄·추출과정을 거친 후 액체 상태로 만들어진다. 특정 형태의 두유는 락토오스가 없기 때문에 우유 알레르기 증세를 보이는 아기들에게 먹일 수 있으며, 유제품을 먹지 못하는 성인들 역시 두유에서 대안을 찾을 수 있다. 또 두유는 필수지방산을 적정량 함유하고 있다. 따라서 유제품의 높은 포화지방 및 콜레스테롤 함유로 인한 여러 부작용과 비교해 볼 때, 좋은 대조를 이룬다. 이러한 이유로 필자는 「건강에 이로운 각종 두유가 시판되는 요즘, 구태여 우유를 마실 필요가 없다」고 주장한다.

일본된장

발효된 콩 제품의 일종으로, 불린 콩에 물과 소금을 넣어 반죽을 만든다. 그리고 여기에 쌀이나 보리로 만든 종국Aspergillus royzae라고 불리는 곰팡이를 이용을 섞어서 발효시킨다. 이 된장은 전통적으로 삼나무 통에서 숙성시키며 국이나 샐러드드레싱 혹은 다른 요리에도 이용되는데 특히 이 된장국은 일본인의 전통적인 아침 식탁에서 빼놓을 수 없는 메뉴이다.

단, 단백질과 아이소플라본이 풍부하나 염분이 많아 저염식을 해야 하는 사람들에게는 적당치 않다. 일본사람들에게 뇌졸중이나 위암이 많은 것은 염분 섭취가 많기 때문일 것이다.

콩 단백 농축물 Soy concentrates

콩 분리 단백은 분말 형태로서 아기 이유식은 물론 다이어트 제품에까지 널리 이용되고 있다. 또 어떤 운동선수들은 이 단백질 분말을 훈련 중에 정기적으로 섭취하기도 한다. 만일 당신이 비非유제품 크림을 이용한다면, 아마 대용으로 쓰이는 콩 분리 단백을 먹어 본 경험이 있을 것이다. 분말 형태의 콩은 육류 제품의 증량제增量劑나 식품 첨가제로도 널리 쓰인다.

콩가루 Soy flour

콩가루는 콩을 곱게 갈아 만든다. 콩가루는 단백질 함량이 50%나 되는데 주로 상업용 빵, 과자에 널리 쓰이나, 글루텐이 없기 때문에 단독으로는 효모를 넣어 부풀리는 빵을 만드는 데는 이용할 수 없다. 요즈음 지방분을 그대로 둔 전지콩가루 또는 지방을 제거시킨 탈지 콩가루 모두 가정용으로 시판되고 있다.

콩 조직 단백 Texturized soy protein

콩 조직 단백은 각종 육류 대용식소시지, 버거, 칠리소스 등으로 쓰인다. 특히 쇠고기 및 육류에 결핍된 오메가3, 오메가6 등의 필수 지방산이 풍부하여 훌륭한 대용식이 된다. 콩 조직 단백은 조리 시 쇠고기나 소시지에 혼합함으로써 칼로리를 낮추는 반면, 필수지방산을 공급시켜 줌으로써 체중 조절에 유익할 뿐 아니라 그 맛과 질감이 훨씬 부드럽고 담백해진다. 콩 조직 단백은 고단백으로서 아이소플라본, 칼슘 등의 무기질이 풍부하다.

64

콩 단백질과 섬유는 밀이나 옥수수 시리얼을 대신할 맛있는 콩 시리얼을 만드는 데 이용될 수 있다. 콩 조직 단백을 이용한 인조고기 제품을 구입할 때는 반드시 표기 사항을 읽어 보기 바란다. 인조육 생산업체로는 캐나다 몬트리올 소재의 「바이타프로Vitapro」사와 뉴저지 소재 「바이오 푸드Bio Foods」사가 대표적이다.

콩기름

콩기름은 샐러드드레싱에서 빵, 과자를 굽는 데까지 널리 이용되고 있으며 놀랍게도 서구인들의 가장 중요한 칼로리원이다. 이 기름은 여러 가지로 유익하지만 불필요한 칼로리를 부가할 수 있기 때문에 과다하게 섭취해서는 안 된다.

콩기름은 식물성 식품으로 단지 15%의 포화지방이 들어 있을 뿐이며 콩기름에 함유된 다불포화지방은 대부분 우리에게 다량으로 필요한 오메가6 형태의 리놀레산이다. 또 중요한 지방산인 오메가3 지방산 전구물질인 리노렌산도 들어 있다. 오메가3 지방산은 주로 생선기름에 들어 있는 것으로, DHADocosahexaenoic acid와 EPAEicosapentaenoic acid의 전구물질인 리놀렌산은 염증을 퇴치하고 기억력과 두뇌 발달에 중요한 기능을 한다. 오메가3 지방산은 심장병을 비롯한 만성질환 예방에 효과가 있으며 콩기름은 생선을 먹지 않는 채식가들에게 중요한 오메가3 지방산의 공급원이 된다.

콩기름은 널리 쓰이고 있기 때문에 콩기름을 사용하지 않은 과자나 빵은 찾기 힘들 정도이며, 마가린이나 고형 쇼트닝, 가공된 육류 제품에도 들어 있다. 그러나 콩기름이 들어간 이 제품들이 반드시 더 건강에 좋다는 것은 아니다. 공정 중에 수소 처리되기 때문에 필수지방산은 감소하고 혈중 콜레스테롤을 높여 결국 심장혈관에 해로운 트랜스지방산이 만들어지기 때문이다. 콩의 그 많은 건강 효과는 버려진 채, 가장 영양가 낮은 콩기름이 미국인들의 식단에 대량 이용된다는 것은 모순이 아닐 수 없다. 물론 이는 미국이 중요한 콩 생산국이며 콩기름이 저렴한 동시에 여러 가지로 응용될 수 있기 때문일 것이다.

간장

모두가 한 번은 먹어 봤음직한 간장은 이제 지구상에서 가장 흔한 조미료가 되었다. 간장은 콩과 밀에 황국균을 넣어 만든 것으로 염도, 농도나 당도에 따라 다양한 종류가 있다. 염분이 많은 것이 흠이지만 원한다면 건강식품점에서 저염 간장이나 다마리간장

역자 주 : 콩메주만으로 만든 우리나라 간장을 지칭하는 일본 말을 구할 수도 있다.

▶ 성분 표시 바로 읽기

위의 것들은 가장 손쉽게 찾아볼 수 있는 콩 식품들이다. 매장에 가 보면 간장이나 두부, 두유와 콩가루뿐 아니라 얼린 콩 디저트와 두부로 만든 계피롤까지 얼마나 다양한 콩 식품이 있는지 알 수 있다. 그러나 설탕이나 지방이 잔뜩 들어 있다거나 콩기름을 이용해 만든 제품들이 반드시 건강 지향적이라고도 할 수 없다.

더구나 콩기름으로 만들었다는 사실만 가지고 시장에 나온 콩 제품들이 자연 식품이 될 수는 없는 것이므로 식품 구입 시엔 항상 성분 표시를 꼼꼼히 살펴볼 필요가 있다.

「Nutriceutical」 또는 보조식품으로서의 콩

「Nutriceutical」이란 말이 아직은 낯설지만 그 개념이 그렇지는 않다. 예컨대 요소는 갑상선종을 예방하기 위해 소금에 첨가되며 엽산은 척수와 뇌간 기형 출산을 예방하기 위해 쓰여 왔다.

즉 「Nutriceutical」이란 개념은 특정 질환이나 상황을 예방하기 위한 목적으로 식품에 특정 성분을 강화하는 것을 말하는 것이다.

좋은 예로 피토에스트로겐을 분리해 냄으로써 콩 성분을 구체적 치료제로 이용하게 된 전환기를 맞았다. 또 다른 예는 콩 아이소플라본을 폐경기 여성의 호르몬 치료의 안전한 대안으로 사용하는 것인데 그중 「바이오테라피스Bio Therapies」사의 「Phyto-Est」가 그러한 보조제이다.

아직 콩의 아이소플라본이 미국 FDA로부터 호르몬 대체제로 사용 허가가 나지 않은 상태이고 미국의 「Dietary and Health Education Act1994」의 경우, 보조식품의 판매회사나 제조업체에 까다로운 준수 규정을 적용하기 때문에 자사제품의 영양 성분에 대해 제한된 설명을 붙여 판매할 수밖에 없는 것이다역자 주 : FDA는 이 책이 출판된 후인 1998년 가을, 콩 단백질25g/1일이 심장병의 위험성을 낮춘다는 유효성 표시Health claim를 할 수 있도록 공고하였다.

콩은 식품으로뿐만 아니라 콩의 특정 성분을 이용해 만든 치료제의 형태로도 섭취될 수 있다. 「Nutriceutical」은 건강에 도움을 주거나 치료의 잠재력을 가진 음식 또는 식품 성분을 가리키는 말로서, 우리는 첨단 기술 덕분에 식품 속에 화학 성분과 그 구체적인 기능에 대해 많은 것을 알게 되었다. 어떤 영양 성분이 특정 질병의 치료 예방과 관련되면 따로 분리하여 적절한 치료제로 이용할 수 있는 것이다.

미국을 비롯한 많은 나라에서 건강 보조식품이 질병의 예방·치료를 목적으로 판매되는 것을 금지하고 있기는 하지만, 소비자는 그러한 제품을 쉽게 구입하여 질병의 치료나 예방에 이용하고 있는 현실이다.

▶ 약물로 인한 실패, 새로운 대안은 영양nutrition

미국인들은 한 해 600억 불 이상을 처방된 약값으로 사용한다. 건강에 대한 투자로 생각할 수 있겠지만 사실상 조기 사망과 장애에 별다른 효과를 미치지 못했다. 오히려 의사의 처방 없이 약국에서 판매되고 있는 어떤 약들은 공중보건에 해롭다고 알려지기도 했다.

그 예로 아스피린, 이부프로펜Ibuprofen, 내프록젠Naproxen 등의 비스테로이드계 항염제는 노년층의 심각한 신장 및 간 기능 손상을 초래하며, 필자와 동료들은 몇몇 연구를 통해 생명에 위협을 주는 이런 투약을, 위와 내장 출혈을 일으키는 주원인의 하나로 밝힌 바 있다. 이러한 약들은 오용되고 있으며 때론 잘못 처방되기도 한다.

심장혈관계 질환은 서구 사회의 가장 큰 사망 원인이지만 처방약으로는 잘 다루어지지 않고 있는 실정이다. 또 콜레스테롤과 심장질환의 관계가 알려지면서 수많은 사람들이 콜레스테롤을 저하시키기 위한 화학약품을 복용하고 있다. 그러나 식습관이나 생활습관을 바꿈으로써 얻을 수 있는 효과는 고려되지 않은 채 처방되고 있다. 이러한 생활의 변화는 환자들 스스로 치료에 대한 책임을 의미하며, 특정 질병을 부작용 없이 치료할 뿐 아니라 전반적인 건강 자체를 증진시킬 수 있는 방법인 것이다. 제4장에서 설명되겠지만, 콩 단백질은 혈중콜레스테롤 감소에 매우 효과적이며 또한 저렴하고 쉽게 구할 수 있는 안전한 약물 치료 대안이다.

콩을 에이즈AIDS 치료약으로 권장할 수는 없지만 콩의 식물성 사포닌은 에이즈 바이러스의 확산을 방해하는 것으로 알려져 있으므로 에이즈 환자에게 좋은 식품원이 된다. 또한 다양하게 응용할 수 있는 특성이 있기 때문에 이를 십분 이용, 면역 결핍 환자들을 위한 보조식품이나 영양소를 강화하여 공급할 수 있을 것으로 생각된다. 인류가 질병의 예방과 치료에 한 발 더 다가서려면 수천 년간 있어 온 자연으로 눈을 돌려 심도 깊은 연구를 시작해야 할 것이다. 현대 과학기술의 힘을 빌려 과거에는 들어 보지도 못했던 질병으로부터 벗어날 길을 찾아낼 수도 있을 것이다.

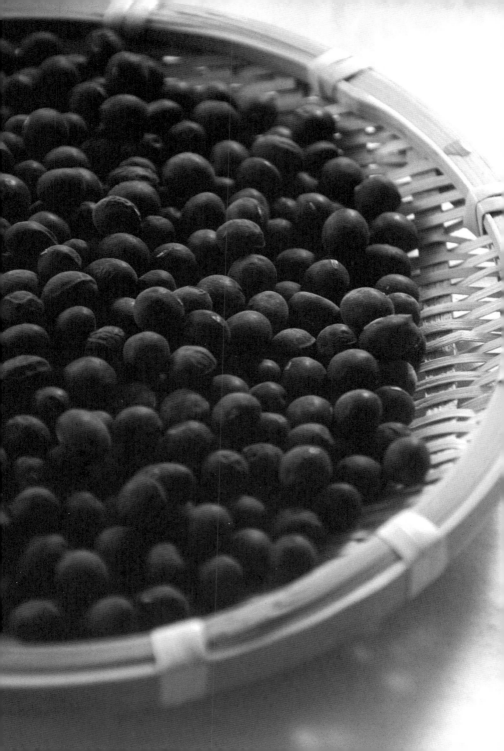

콩 속의 신비,
아이소플라본의
탁월성

The
Soy Revolution

간단히 말해서
콩의 아이소플라본은
식물성 에스트로겐이라고
할 수 있다.

이 장에서는 신체 내의 에스트로겐밸런스에 따라 이러한 콩 아이소플라본이 어떤 경우에 에스트로겐 역할을 하고, 또 어떤 경우에 항에스트로겐 역할을 수행하는지에 대해 상세히 설명하고자 한다. 그러므로 우리는 콩 아이소플라본을 단순히 에스트로겐으로서만 간주할 것이 아니라 인체에 있어 중요한 「조절제」 또는 「균형제」라고 생각해야 할 것이다. 달리 설명하자면, 콩 아이소플라본은 인체의 균형을 재조정해 주는 조정 에스트로겐이라고 새롭게 정의할 수 있다.

이 장에서는 부분적으로 다소 어렵고 과학적인 설명이 필요하다. 너무 쉽게 설명하려다 보면 독자들에게 정확한 개념을 전달할 수 없을 뿐만 아니라, 콩 아이소플라본 자체의 중요성을 설명할 수가 없기 때문이다. 따라서 인내심을 가지고 이 장을 끝까지 읽을 것을 당부드린다. 그래야만 아이소플라본이라고 하는 신비한 성분에 대해 자세히 알 수 있는 동시에 그 기능 또한 충분히 이해할 수 있을 것이다.

모든 여성에게 있어서 에스트로겐은 절친한 친구와 다름없다. 생리는 물론 임신 역시 에스트로겐이 있어야만 가능하며, 이것이 없는 경우에는 여성의 성징이 전혀 발달하지 않는다. 그러나 동시에, 에스트로겐이 여성에게 있어 가장 나쁜 적이 되는 경우도 많다. 에스트로겐은 여성의 생리 전 증후군, 몇몇 폐경기 증후군, 유방염 및 젖몸살 등의 여러 가지 형태로 인체에 영향을 미치게 된다. 또한 특정 유방암을 유발시키기도 하며, 여러 형태의 에스트로겐 관련 암의 발생에 중요한 역할을 하기도 한다.

이러한 에스트로겐의 부작용이 여성에게만 한정되는 것은 아니다. 이 호르몬은 남성의 전립선질환 중, 어떤 경우에는 양성 전립선 비대증이나 특히 전립선암의 발생을 촉진시키는 역할도 한다.

▶ 요주의! 유사 에스트로겐

최근 우리가 섭취하는 식품에는 에스트로겐과 유사한 역할을 하거나 비슷한 형태의 물질들이 다수 포함되어 있다. 게다가 여러 가지 형태의 합성 에스트로겐들도 식품에 섞여 섭취되고 있는 실정이다. 그러나 대부분의 경우, 이러한 것들이 포함되어 있다는 사실을 깨닫지 못하고 있다. 예를 들면, 농업 분야에서 항시 사용되는 수많은 제초제나 살충제에도 에스트로겐활성도가 있으며이러한 것들은 식품 가공 공정에서 쉽게 제거되지 않는다 유감스럽게도 플라스틱이나 포장재에도 이러한 가공 에스트로겐들이 혼입되어 있다. 뿐만 아니라, 수백만의 가임 여성들이 이용하는 피임약이나, 폐경기의 수많은 여성들에게 주어지는 호르몬요법을 통하여 이러한 인공 에스트로겐이 과다하게 섭취되고 있는 실정이다. 가축이나 가금류의 사료에 첨가되는 성장 촉진제인 유사 에스트로겐 호르몬은 더욱 심각하다. 이러한 호르몬들은 육류의 생산성을 높이기 위하여 사용되는 것인데, 다시 말하자면 가급적 성장을 앞당겨 빨리 소비하기 위하여 사용되는 것이다. 우리는 이러한 화학 약품들이 인체에 어떠한 영향을 미칠지는 전혀 관심도 없이 호르몬으로 키워진 칠면조나 닭을 맛있게 요리해 먹고 있는 셈이다.

여러 가지 곰팡이로부터 생겨나는 곰팡이 독소 역시 에스트로겐활성도를 나타내고 있으며, 많은 곡류가 이에 오염되고 있는 것이 보통이다. 이것은 우리가 많이 먹고 있는 식품 및 시리얼 중에 포함된 또 하나의 숨겨진 에스트로겐인 것이다.

좀 더 자세히 살펴보면 실제적으로 유통되는 모든 과일과 채소에는 이러한 살충제가 미량 포함되어 있으며 우유, 유제품 및 생선에도 이러한 약품들이 많게 혹은 적게 포함되어 있다. 따라서 모든 과일이나 채소는 먹기 전에 충분히 씻어야 한다는 것은 말할 필요도 없다. 유감스럽게도 일부 수확된 콩 역시 이러한 살충제에 오염되어 있기도 하나, 대부분 식품 가공 공정에서 제거된다. 이에 유기농법으로 재배된 콩이 인기를 끌기도 하지만, 동아시아의 일부 국가에서 생산되는 콩 중에는 유기농법으로 재배되었다고 하면서도 이러한 제초제나 살충제가 상당량 잔존해 있는 것이 확인되었으므로 주의를 요한다. 이러한 상황 때문에 콩에 여러 가지 유전 공학적 기법을 적용, 감염에 강하고 해충의 엄습에 견디는 종자를 개발해야 한다는 주장이 강력하게 제기되고 있다.

식품에 포함된 인공적이 아닌, 천연의 에스트로겐들은 몇 종류로 구분할 수 있다. 식물성 에스트로겐으로는 주로 콩에서 발견되는 「아이소플라본」, 식물 섬유질에서 얻어지는 「리그닌Lignin」류, 주로 클로버나 알팔파, 또한 발아된 콩이나 콩과류에서 발견되는 「쿠메스탄Coumestan」류와 곰팡이 독소인 레소사이클릭 액시드 락톤 Resorcyclic acid lactone류인 「지랄론Zearalone」과 그 유사 성분이 있다. 이러한 유사 에스트로겐에 대하여 모두 밝히자면 상당히 복잡할 것이며 또한 완전하게 이해하기 위해서는 화학과 생리학에 정통해야 할 것이다. 그러나 이중 세 가지 콩 아이소플라본인 다이드제인Daidzein, 제니스타인Genistein 및 글리시타인Glycetin이 크게 관심을 끄는 것은, 이들 모두가 인체의 건강에 상당한 효과를 나타내기 때문이다. 한 가지 분명한 사실은 이 아이소플라본들이 다양한 건강 증진 효과를 지니고 있기 때문에, 인류 건강의 여러 분야에 걸쳐 그 가치가 크게 인정받을 것이 분명하다는 것이다.

▶ 시선 집중! 에스트로겐과 콩 아이소플라본의 역할

인체에서 에스트로겐이 어떻게 작용하는지에 대한 새롭고도 상세한 연구 결과가 1997년에 발표되었다. 현재까지 알려진 바에 의

하면, 에스트로겐수용체에는 최소한 알파와 베타의 두 가지 형태가 있다고 한다. 기존의 해석에 의하면 에스트로겐수용체는 세포의 핵 내부에 존재하는 것으로 생각되었으나, 최근에는 에스트로겐성분에 의해 세포 내의 정보를 받아 반응하는 수용체들이 세포질 내에 존재한다는 증거들이 나타나고 있다.

지난 7년여에 걸쳐, 미국의 마크 메시나 박사는 콩의 여러 가지 건강상 이점에 대하여 많은 자료를 분석한 바 있다. 그는 1997년, 라스베이거스에서 열린 전국영양식품협회National Nutritional Foods Association의 연차 회의에서 「콩의 르네상스The Renaissance of Soy」라는 제목의 발표를 통하여 건강 보조식품 분야에서의 콩 활용에 대한 많은 흥미 있는 자료를 제시한 바 있다. 1985년경에는 아이소플라본에 대한 관련 자료 검색 결과, 겨우 한 움큼의 연구 자료뿐만 볼 수 있었으나 지난 3년간 콩 아이소플라본의 효과, 특히 항암 효과에 대한 연구 보고서의 수는 이미 천여 편을 넘었다는 것이다. 메시나 박사는 또한 식이 보충용 식품에 콩 아이소플라본이 상당한 관심을 끌고 있다는 사실을 강조하였다. 현재 약 40여개의 회사에서 아이소플라본 보충 제품을 별도로 생산하거나 다른 식물성 에스트로겐과 조합하여 여러 가지 건강상의 이점을 제시하고 있다.

메시나 박사는 콩으로부터 얻어진 아이소플라본이 영양학적으로 매우 강력하면서도 양면성을 지닌 중요한 물질이라고 설명하였다. 그는 미국인들의 영양적 관습에 있어서 콩이 매우 중요한 역할을 한다는 것에 착안하였으며 미국의 식품 피라미드에 콩 식품을 적용해야 한다고 제안하였다. 미국 사람들의 콩 제품 섭취량은 1일 권장량의 4분의 1 정도라고 한다.

다른 콩 제품과는 달리, 여기에서 이야기하는 대두콩은 아이소플라본이라고 불리는 식물성 에스트로겐의 유일한 공급원이다.

비록 아이소플라본의 에스트로겐활성도는 약하다고 하지만, 에스트로겐은 그 자체가 암의 발생과 연관이 있다고 알려져 있기 때문에 의문의 여지가 있다.

그렇다면 콩 아이소플라본식물성 에스트로겐이 어떻게 암을 예방하는가? 메시나 박사는 아이소플라본이 어떤 경우에는 항에스트로겐 역할을 할 수 있다는, 널리 인정되고 있는 이론을 지지하고 있다. 아이소플라본은 인체의 에스트로겐과 경쟁적으로 작용하거나 에스트로겐수용체와 결합하여 인체 에스트로겐의 작용을 방해하는 역할을 한다는 것이다. 한편, 혈중의 성호르몬 결합 글로불린의 농도를 증가시켜 에스트로겐 효과를 나타내는 유리에스트로겐을 줄인다는 것도 중요한 이론으로 인정받고 있다. 아이소플라본이 어떻게 항암 작용을 하는지에 대한 전체적인 과정은 아직 불확실하며 이론의 여지가 많다. 데이비드 자바David Java 박사는 1997년 국립 영양식품협회의 연례회의 강연에서 제니스타인이 에스트로겐의 기능을 억제하는 것과는 전혀 관계없이 항암 효과를 지니고 있음을 분명히 밝히고 있다. 이렇듯 콩 아이소플라본의 항암 효과는 체내의 호르몬 효과와는 다른 과정으로 작용하는 것이다.

또 메시나 박사는 콩 아이소플라본이 유방암의 발생을 억제한다는 증거에 대해 검토해 왔으며, 콩 아이소플라본이 유방에 에스트로겐 효과를 현저하게 나타내고 있으며, 아이소플라본의 화학 방어적 항암 효과에 대해서도 강력한 이론을 제시하고 있다.

일련의 동물실험을 통해 성장 초기에 콩을 섭취시킨 동물은 성장 이후 유방암이 예방되었다는 흥미로운 결과가 있다. 발육 초기에 3일 정도 제니스타인을 섭취시키고 그 이후 유방암 발암 물질을 투여한 결과, 다른 동물들에 비하여 100분의 1 정도로 유방암의 발생률이 낮았다는 것이다. 필자는 어린이는 물론 성인에게 역시 콩 아이소플라본이 유방암 예방 기능을 나타낸다고 믿으며, 유방암 치료에서도 분명히 역할을 나타낼 수 있을 것이라고 생각한다.

▶ 에스트로겐수용체, 그 혼란스러운 개념

인체의 대표적 에스트로겐인 에스트라디올Estradiol은 세포와 결합하여 그 효과를 나타낸다. 에스트로겐의 주요 역할은 인체의 성호르몬 역할이지만, 동시에 성장이나 세포의 분열 및 증식을 촉진하는 역할을 하는 영양 호르몬이기도 하다. 에스트로겐은 수용체와 결합하여 화학적 반응을 통해 세포로 하여금 어떠한 일을 하도록 정보를 전달한다. 여기에는 자궁, 유방 그리고 뼈 조직 등의 세포가 포함된다. 이러한 조직에 있는 세포의 에스트로겐수용체는 에스트로겐 또는 아이소플라본과 결합하여 반응이 촉진되며, 각 조직의 특성에 따라서 에스트로겐의 효과가 각각 다르게 나타난다. 그러므로 에스트로겐은 물론 에스트로겐과 유사한 물질의 예를 들면, 콩 아이소플라본들도 각각 다른 세포에서 전혀 다른 효과를 나타내는 것이다. 이것은 바로 아이소플라본이 어떤 경우에는 에스트로겐 대체 물질로 작용하기도 하고 또 어떤 경우에는 항에스트로겐 효과를 나타내는 이유이다.

▶ 콩 아이소플라본요법으로 건강한 폐경기를!

그레고리 버크Gregory Burke 박사는 노스캐롤라이나 웨이크 포레스트North Carolina Wake Forest 대학의 바우만 그래이Bowman Gray 의과대학 공중보건학과의 부주임 교수로서 이러한 질문에 대하여 명확히 「그렇다」고 답변한다. 에스트로겐대체요법Estrogen replacement therapy은 북미의 의학계에서 가장 보편적으로 이용되는 처방이다. 미국에서만해도 약 4천만의 성인 여성들이 이러한 요법을 선택할 것인지 말 것인지 고민에 처해 있다. 통상적인 에스트로겐대체요법은 폐경기 여성의 15~20% 정도만 적용되고 있으며, 그나마 많은 여성들이 처방받은 대로 이행하지 않고 있다고 한다. 왜냐하면 처방 결과에 대한 두려움 때문이다. 미국이나 다른 서구사회의 평균 연령이 점차 높아짐에 따라, 이러한 처방을 받는 폐경기 여성의 숫자는 점차 증가하고 있다.

전통적인 에스트로겐대체요법의 개념과 원리는 분명하지만, 이러한 일반적인 에스트로겐대체요법은 유방암, 자궁암 또는 혈전 등을 유발할 위험을 내포하고 있다. 에스트로겐대체요법은 보통 폐경기 증후군을 경감시켜 주고, 골다공증을 예방하며 심장 혈관계 질환을 예방하고, 소변 기능을 순조롭게 해주며 치매도 예방해 준다고 생각되고 있지만, 일반적인 에스트로겐요법은 그 안전성이 문제이다. 그러나 콩으로부터 얻어진 아이소플라본은 폐경기 증후군을 경감시켜 주고 골다공증을 예방해 줄 뿐 아니라 치료 효과도 있으리라 생각되며, 심혈관질환을 예방하는 동시에 에스트로겐과는 달리 혈전을 없애 주는 효과도 나타내는 등 강력한 항산화물질로 작용한다. 그러므로 콩 아이소플라본이야말로 기존의 에스트로겐요법과는 달리 안전하고 자연적인 요법인 것이다.

▶ 콩 아이소플라본의 섭취는 어떻게?

콩 식품을 꾸준히 섭취하는 것이 아이소플라본의 건강 유익 효과를 얻을 수 있는 길이다. 그러나 서구인들의 콩 식품 섭취율이 낮고 콩 식품마다 아이소플라본의 함량이 크게 다르다는 것이 문제가 된다.

수용성 알코올 용액과 같은 용매로 처리하는 식품 처리 공정의 경우, 콩에서 아이소플라본을 제거하기 때문에 이러한 제조 공정으로 인해 함량을 추정하기가 어렵다. 더욱이 대부분의 서구인들이 아이소플라본을 충분히 섭취할 만큼 그들의 식단에 매번 콩 식품을 추가하도록 한다는 것은 거의 불가능하다고 생각한다. 예를 들어 서구인들에게 하루 50~80mg의 아이소플라본을 섭취하게끔

하기 위하여, 두부를 매일 220~280g 정도 섭취하게 만드는 것은 매우 어렵다.

1996년도 중반부터 최근까지, 여성 잡지에는 콩 식품이 건강에 유익하다는, 특히 폐경 후의 건강을 개선시켜 주며, 생리 증후군을 완화시킨다는 기사가 매번 빠짐없이 실리고 있다. 아이소플라본은 콩의 중요한 활성 성분으로서 성인 여성의 폐경 증후군을 효과적으로 억제해 주고 심혈관 계통을 순조롭게 도와주며 뼈의 건강을 도와준다는 것이다. 그러므로 두부가 그 해결책이라는 사실은 다시 한 번 재평가되어야 한다. 왜냐하면 모든 두부에 아이소플라본이 있는 것은 아니기 때문이다. 더구나 불행히도 두부는 대체로 서구인들의 입맛에 맞지 않는다. 그래서 폐경기의 여성들이 일주일이나 2주일에 한 번씩 두어 숟가락의 두부를 먹어 보고는, 별다른 효과가 없다고 그만 두어 버리는 경우가 많다. 또 모든 두부가 똑같이 만들어지지는 않기 때문에 어느 정도 먹어야 적절한 양의 아이소플라본을 섭취할 수 있는지 역시 알 수 없다. 그러므로 어느 정도 효과를 예견할 수 있는 정도의 적절한 콩 성분 보충식이 필요하게 된다.

두유는 우유의 실질적인 대체 식품으로, 비교적 식단에 첨가하기 쉽다. 가장 품질이 좋은 경우 100mℓ 당 약 12mg 정도의 아이소플라본을 지니고 있으며, 400mℓ 정도의 두유를 매일 마시는 것이 성인 남녀 모두에게 매우 바람직하다. 그러나 일부 두유에는 아이소플라본이 미량 포함되어 있는 경우도 있다. 이처럼 실제 식단에 첨가하기 어려운 점을 감안, 섭취하기 쉬운 형태의 아이소플라본 식이 보충제가 개발되어 필요량을 쉽게 계산할 수 있게 되었다. 첫 상품은 「바이오 테라피스」사의 「Phyto-Est」라는 제품으로, 콩 아이소플라본 농축액을 콩 단백질과 함께 캡슐에 넣은 것이다. 하루에 이것을 세 캡슐 정도 복용하게 되면 제니스타인, 다이드제인 및 미량 아이소플라본인 글리시타인까지 모두 합쳐 약 50~60mg 정도를 섭취할 수 있게 된다.

또 다른 편리한 방법으로는, 분말 형태의 분리 콩 단백을 섭취하는 것으로서 제품으로는 「Genista」가 있으며 물이나 우유에 쉽게 타 먹을 수 있는 콩 단백질과 아이소플라본 농축액의 혼합 분말도 상품화되어, 「Prostagen」과 「FemSoy」라는 상표로 팔리고 있다. 「FemSoy」는 폐경기 여성과 월경 증후군에 시달리는 여성들에게 점차 인기를 끌고 있는, 쉽게 물에 타 먹을 수 있는 분말 제품이다. 이것은 아이소플라본을 편리하게 액상으로 먹을 수 있다는 이점이 있다.

콩의 유익한 성분, 특히 아이소플라본을 적절하게 섭취하는 가장 이상적인 방법은 이러한 식이 보충제를 이용하는 것이라고 생각한다. 그러나 일부에서는 식단에 콩 식품을 점차 증가시키는 것만이 콩의 생리 활성 성분을 섭취하는 가장 올바른 방법이라고 주장하기도 한다. 좀 더 따지는 사람들은 보충식의 개발 공정에 문제가 있다고 비판하기도 하지만, 서구인들이 그들의 식단에 몇 밀리그램의 콩 아이소플라본이 포함되어 있는가를 일일이 따질 만큼 한가하지는 않다는 사실을 명심해야 할 것이다. 몇몇 건강을 염려하는 사람들도 콩 식품을 그들의 메뉴에 약간 첨가하는 정도일 뿐,

식단이나 입맛을 완전히 바꿀 생각은 없는 것이 현실인 것이다.

그러나 모든 식이 보충제에 대한 논쟁이 계속된다 하더라도 필자는 콩 아이소플라본을 식이 보충제로 섭취하는 것이야말로 현대 소비자들에게는 가장 중요하고도 새로운 영양 보충제가 된다는 사실을 분명히 하고 싶다. 이것은 여러 가지로 건강에 유익하며 권장량 수준도 절대 안전한 것이다. 특히 성인 여성에게는 자연에서 얻을 수 있는 건강 해결책으로서, 생리 증후군의 증상을 완화시켜 줄 수 있다는 증거가 계속 발표되고 있다.

▶ 콩 속에 숨어 있는 다양한 기능과 암 예방 효과

콩 아이소플라본은 다양한 기능과 강력한 약리 효과가 있으며, 인체 내에서의 기능 역시 잘 알려져 있다. 앞에서 이미 언급하였듯이 아이소플라본은 강력한 항산화 효과가 있으며, 새로운 혈관 생성을 방해하는 혈관 신생 억제 능력이 있어 항암 치료에 중요한 성질을 지니고 있다. 아이소플라본은 몇몇 가지 암 성장을 촉진하는 효소의 작용을 방해하는 성질이 있다고 알려져 있기도 하다. 실험 실적 연구 결과, 아이소플라본은 사람이나 동물의 암 성장을 직접적으로 억제한다는 사실을 알 수 있다. 콩 아이소플라본의 에스트로겐 조절 효과는 이제 폐경기 증상, 생리 증후군, 전립선질환 및 에스트로겐유발성 암을 치료하는 중요한 특징으로 자리매김되어 있다. 미국 국립 암 연구소NCI는 이러한 콩의 항암 효과 연구에 수백만 달러를 투자하고 있으며, 미국 국립 보건 연구소NIH의 대체요법 부문에서는 콩이 지닌 질병 예방 및 치료 효과에 대하여 많은 흥미를 나타내고 있다.

에스트로겐호르몬은 세포의 에스트로겐수용체와 결합하며 세포 내의 반응을 촉발시켜 각 조직과 신체에 영향을 미친다. 콩 아이소플라본은 이러한 여러 가지 수용체들과 각기 다른 친화력으로 결합한다. 이러한 까닭에 콩 아이소플라본은 인체의 에스트로겐호르몬과 경쟁적으로 수용체와 결합하는 것이다. 이렇게 아이소플라본이 수용체와 결합하게 되면, 신체의 에스트로겐 효과를 높이기도 하고 낮추기도 한다. 다시 말하자면, 에스트로겐이 과다한 경우에는 아이소플라본이 수용체와 결합함으로써 인체 에스트로겐이 결합하는 정도를 낮추어 항에스트로겐 역할을 수행하며, 반대로 에스트로겐이 부족한 경우에는 콩 아이소플라본이 인체의 에스트로겐호르몬 효과를 도와주는 역할을 하기도 한다. 즉, 아이소플라본은 인체 내에서 에스트로겐이 주도하는 상황에 따라, 에스트로겐 대신의 역할을 하기도 하고 그 반대로 항 에스트로겐 역할을 하는 조절제 노릇을 하기도 한다는 것이다. 이처럼 신체의 균형을 맞추어 주기 때문에 많은 의사나 과학자들은 콩 아이소플라본을 이상적인 「조절 에스트로겐Adaptogen」이라고 표현하고 있다.

아이소플라본의 암 예방 효과에 대해서는 많은 자료가 있다. 종양 세포를 이식시킨 동물 실험에서, 특히 호르몬이 그 종양의 성장과 관련되는 경우에는 아이소플라본이 종양의 성장을 억제한다는 것이다. 그 반대되는 연구 결과도 있긴 하지만, 대체로 많은 경우의 연구 결과, 아이소플라본의 분명한 항암 효과를 알 수 있다.

이 같은 콩 아이소플라본의 항암 효과에 대한 매우 강력하고 확실한 증거는 여러 인구 조사 연구로부터 얻어진 것이다. 이 분야의 선구자인 핀란드의 헬싱키 의대의 헤르만 아들러크로이츠Herman Adlercreutz 박사는 아시아인들과 채식주의자들을 여러 차례 조사 · 분석한 결과, 그들에게는 유방암이나 전립선암의 발생률이 낮으며, 동시에 아이소플라본을 주로 한 고농도의 식물성 에스트로겐을 소변으로 배출한다는 것을 확인하였다. 싱가포르나 홍콩인들이 유방암에 걸리는 정도가 낮은 이유는 콩 식품을 통하여 아이소플라본을 꾸준히 섭취하기 때문인 것이다. 아시아인들에 대한 많은 인구조사를 통하여, 콩 소비량에 따라 다른 종류의 암 또한 발생도가 낮다는 사실이 밝혀지고 있다.

아시아인에게 전립선암 발생률이 낮은 이유도 이러한 콩 아이소플라본의 효과라고 생각되며, 그 밖에 폐암이나 소화기 계통의 암에 대해서도 유익한 효과를 나타내고 있다고 추측되고 있다. 그러나 일부 과학자들은 인구 조사란 단지 관찰에 의한 것일 뿐, 암과 콩 아이소플라본의 관계를 명확하게 밝혀 주는 것은 아니라고 주장한다. 그러나 콩 아이소플라본이 암을 예방하는 효과가 있다는 연구 결과가 많아지면서 여기에 대한 의심들은 빠르게 사라지고 있다.

콩 아이소플라본은 암 예방에 유력한 이점을 지니고 있으며, 유방암, 전립선암 및 다른 종류의 암에는 치료제 역할을 할 수 있는 잠재력을 가지고 있다. 콩 식품이 암을 예방하는 능력이 있다는 역학 조사 결과는 상당히 많다. 또한 이러한 자료는, 콩을 기초로 한 식단으로 항암 효과를 나타냈다는 분명한 실험 결과로 뒷받침되고 있다. 예를 들면, 앨라배마 대학의 반즈Barnes 교수와 그 연구진은 적절한 양의 콩을 첨가한 사료를 먹인 쥐의 경우, 유방암이 약 50% 줄어들었다는 것을 보여 주었다. 이 연구 결과는 많은 주목을 받았는데, 특히 동물의 경우 콩 식품이 의심의 여지없이 확실하게 암을 예방한다는 것이 밝혀져 암 연구의 지렛대 역할을 한 것으로 평가되었다. 이 연구는 같은 분야의 연구진들에게 큰 자극이 되었으며 보다 많은 연구를 재촉하는 계기가 되기도 했다.

일부 예외가 있기는 하지만, 콩 식품이 동물들의 여러 가지 종양 성장을 방해하는 성질이 있다는 사실이 밝혀지고 있다. 동물 실험 결과를 사람에게 적용하는 것에는 항상 두려움이 있게 마련이다. 그렇지만 이러한 동물 실험 결과가 역학 자료와 함께 검토되고 보면, 이에 대한 확신은 보다 뚜렷해지는 것이다. 이제 여러 형태의 콩 식품이 각종 종양을 억제한다는 과학적 보고는 상당한 수준에 달하고 있다.

콩의 유익한 점을 명확하게 밝히지 못하는 연구 결과가 종종 발표되는 것에는 복잡한 이유가 있다고 본다. 모두가 콩 식품을 꾸준히 먹었다고는 하지만, 콩 식품은 종류도 다양하고 가공 공정이 제각기 다른 것도 이유가 될 수 있다. 예를 들어, 알코올로 처리된 콩 식품은 아이소플라본의 함량이 매우 낮아진다. 아이소플라본, 특히 제니스타인은 콩의 성분 중 가장 중요한 항암 요소로서 분리 콩 단백 제품에 많이 포함되어 있다.

일반적으로 실험동물들을 이용한 암 연구들이 항암제 효과를 조사하면서 콩 중심의 사료를 먹이고 있다는 사실에 별다른 주의를 기울이지 않는다는 것도 의심해 볼 필요가 있다. 대부분의 동물들에게 콩 사료를 먹인 경우, 실험 결과에서 사료로 인한 효과를 조절해야 할 것이다. 그러나 암세포 치료제나 방사선요법, 레이저 치료법 등등의 다양한 치료 방법에 대한 연구에서는, 동물들에게 먹이는 사료에 대해 자세히 언급하지 않는 것이 보통이다. 바로 이러한 점이 암 연구자들을 궁지에 빠지게 한다. 이러한 사실은 수백 수천 건의 동물 또는 사람 임상 연구에서, 콩 식품이 질병 예방에 효과를 미칠 수 있다는 것을 고려하지 않은 채 진행되었다는 것을 뜻하고 있다. 마크 메시나 박사와 버지니아 메시나^{Virginia Messina} 박사는 역학조사나 동물 실험 어느 경우에도, 콩 식품이 오히려 암 발생률을 높였다는 연구는 하나도 없었음을 강조한다. 그러나 이에 반해 각종 암 치료에 사용되는 항암제나 화학 치료제는 환자에게 새로운 암을 발생시키기도 하는 것이다.

콩을 주로 한 사료에 의한 암 예방 효과를 조사한 동물실험의 결과에 대해서는 다시 한 번 검토해 볼 필요가 있다. 많은 경우 동물 실험에서는, 잘 알려진 강력한 발암 물질이나 발암 과정을 통해 발생한 암에 대하여 콩 사료가 암의 성장을 억제한다는 데 주안점을 두었다. 이러한 연구도 주목받을 만하지만, 사실 점진적으로 생겨나는 암을 예방하는 효과가 있다는 것이 더욱 중요한 역할이 될 수도 있다. 여러 동물 실험에서 콩 식품은 점진적으로 진행되는 유방암을 예방하는 효과가 있다는 사실이 밝혀졌다. 또 쥐의 경우, 콩 식품을 통해 점진적인 간암의 발생을 예방할 수 있다는 것도 이미 밝혀진 바 있다.

콩 아이소플라본의 항암 효과에 대한 전문가인 다바 카바Dava Kava 박사는 제니스타인이 세포 내에서 에스트로겐 관련 물질을 만들어 냄으로써 에스트로겐 효과를 점차 높여 준다는 사실에 주목하였다. 그 결과 콩 식품을 상당량 섭취한 사람들의 경우, 이러한 최종 산문들이 혈청이나 타액의 제니스타인 농도와 비슷하게 검출되었다.

또한 카바 박사는 유방 조직의 세포 증식 과정을 관찰하였는데, 에스트로겐에 민감한 유방 조직에 제니스타인을 투여할 경우 에스트로겐 최종 산물의 농도가 증가한다는 사실을 알아냈다. 정상적인 상피 조직 세포의 경우, 소량의 제니스타인은 아무런 효과를 보이지 않지만 좀 더 농도를 높여 주면 소위 아폽토시스Apoptosis라고 하는 세포 괴사 현상이 일어나 세포 증식이 줄어드는 것을 볼 수 있다.

일부에 에스트로겐수용체 양성 세포에 소량의 제니스타인이 가해지는 경우, 성장이 촉진되기도 하지만 다량의 제니스타인에 의해서는 곧바로 성장이 저해되는 것이다. 즉 고농도의 제니스타인 처방에서는 세포 괴사가 일어나게 되어 세포의 성장이 방해된다는 것이다.

이것은 제니스타인의 항 에스트로겐 효과에 기인하는 것이라고 생각되는데, 이는 메시나 박사가 제안한 아이소플라본의 작용 과정으로 재검토가 필요하다. 메시나 박사는 제니스타인이 항 에스트로겐제제로서 유방암 치료에 널리 사용되고 있는 타목시펜Tamoxifen과 같은 기능을 수행한다고 제안한 바 있다. 또 카바 박사는 제니스타인이 타목시펜과는 달리, 세포의 수용체에 결합하여 효과를 서로 상쇄시키는 역할을 한다는 증거를 제시하였다. 에스트라디올과 비교하여 제니스타인은 에스트로겐으로 작용하지만 세포의 증식을 억제하기 때문에, 제니스타인의 효과는 아마도 에스트로겐으로서의 기능과는 관계가 없이 항암 효과가 있다고 생각된다는 것이다.

제니스타인의 페놀 그룹이 에스트로겐과 같은 기능을 나타내지만, 제니스타인 분자의 A와 C고리Ring에 있는 2중 결합 부분이 세포의 항증식제와 같은 효과를 나타내는, 즉 세포 분화와 암 성장을 저해하는 역할을 하는 것이다. 콩 아이소플라본의 항암 효과는 아마도 에스트로겐수용체와는 관계없는 기작인 것 같다. 콩 아이소플라본은 암 성장을 촉진하는 물질을 방해한다. 예를 들면 타이로신키나제Tyrosine Kinase의 억제 작용과 같이 효소 반응을 억제하는 것으로 생각되며, 아이소플라본은 상피 조직 성장 인자 등을 저해하는 역할을 한다. 또한 세포 괴사와 관계가 있는 성장 조절 효소예를 들어 DNA Topoisomerase의 저해제 역할도 한다. 이러한 기능은 제니스타인이 1 내지 10 농도의 범위에서 발생하는데, 이는 콩 아이소플라본 보충제를 섭취하든가 콩 식품의 섭취를 많이 할 경우에 해당하는 정도이다.

제니스타인은 혈관 신생 과정에 있어 강력한 저해제인 것으로 보인다. 혈액 공급이 되지 않을 경우, 암세포는 성장하지 않게 된다. 제니스타인은 혈관 신생 억제 효과를 통하여 혈액 공급이 필요한 암의 발전 과정을 방해하는데, 이는 제니스타인의 항암 기능에 있어 매우 중요한 작용이다.

　제니스타인은 아로마타제Aromatase 효소역자 주 : 테스토스테론을 에스트라디올로 변환시키는 것과 같이 기질을 방향성으로 전환시키는 효소와 17−베타 하이드록시 스테로이드 하이드로제나제17-Beta hydroxy steroid hydrogenase의 중요한 저해제인데, 이 효소들은 체내에서 전구물질을 에스트로겐으로 전환시키는 과정을 촉진시키는 기능이 있다. 콩 식품을 자주 섭취하는 아시아 여성들의 경우, 혈관 내의 에스트라디올과 에스트론의 농도는 콩을 전혀 먹지 않는 서구 여성들의 절반 정도인 것이 보통이다.

　요약해서 설명하자면, 제니스타인과 다이드제인은 순수한 에스트로겐길향제로 작용하며, 이들의 항암 효과항 증식 효과는 에스트로겐 효과와는 다른 기능에 의해 이루어진다는 것이다. 콩 아이소플라본은 단지 변장을 한 암 억제제인 듯하다. 이들은 항암 효과를 나타내면서 멋진 여성 옷으로 치장한 채, 모든 출입구를 통과한다. 즉 에스트로겐 수용체 양성 세포에 접근하여 에스트로겐 효과와는 다른 기작으로 항암 효과를 나타내는 것이다. 따라서 콩 식품 또는 건강 보조식품으로 섭취하든가 하여 콩 아이소플라본의 섭취량을 높이면, 콩의 효능 중 아주 중요한 사항인 항암의 효과를 기대할 수 있다.

▶ 골밀도를 높여 주는 콩 아이소플라본

　골다공증은 서구 산업사회에서 매우 흔한 병이다. 그러나 아직까지는 안전하고 효과적인 처방이 없다. 대부분 폐경기 여성의 경우, 골다공증은 뼈의 성분을 급격히 감소시킨다.

이에 콩 아이소플라본이나 리그닌과 같은 식물성 소재들의 에스트로겐 효과를 이용, 골다공증을 예방하거나 치료할 수 있는 가능성이 연구되고 있다. 최근까지의 결과에 의하면 아이소플라본이 매우 가능성이 높은 것으로 알려지고 있다.

여러 차례의 이중 검맹 임상 연구Double blind placebo-controlled study에서 반합성 아이소플라본인 이프리플라본은 폐경기 이후 여성의 뼈의 밀도를 증가시켜 줄 수 있다고 한다. 이프리플라본은 유럽에서는 골다공증의 치료제로 인정받고 있지만 미국에서는 그렇지 않다. 그러나 섭취 시 이프리플라본은 부분적으로 인체 내에서 콩 아이소플라본의 주요 성분인 다이드제인으로 변화된다. 여기에 모순이 있다. 제약회사들은 자신들의 제품을 보호하기 위하여 인체 내에 콩 아이소플라본을 형성시키기 위한 합성 의약품 이프리플라본을 생산하고 있는 것이다. 왜 콩 아이소플라본인 다이드제인을 직접 사용하지 않는 것인가? 한심한 일이다.

일리노이 대학의 어드만J. Erdman 교수팀은 중요한 과학적 연구 결과를 발표한 바 있다. 폐경기 여성의 골다공증에 아이소플라본이 함유된 콩 단백질을 투여한 결과, 의심의 여지없이 뼈의 밀도를 증진시켰다는 것이다. 이 사실은 매우 중요하다. 왜냐하면 골다공증의 치료에 사용되는 약품인 중인산염은 부작용이 심각하기 때문이다. 중인산염의 독성을 생각한다면, 의학계가 어드만 박사의 연구 결과에 둔감한 것이 정말 놀라운 일이 아닐 수 없다.

▶ 아이소플라본과 심혈관 건강

콩 아이소플라본이 혈중 콜레스테롤의 농도를 낮추어 주며 동맥 경화를 저해한다는 증거가 많다. 콩 아이소플라본인 제니스타인이 동맥경화증을 일으키는 여러 과정들을 직접적으로 방해한다는 사실이 밝혀진 것이다. 콩 식품이 혈중 콜레스테롤을 효과적으로 낮추어 준다는 것에 대해서는, 이미 지난 50여 년간 40건이 넘는 연구가 수행된 바 있다. 의사인 제임스 앤더슨James Anderson 박사 팀은 연구를 통해, 콩이 콜레스테롤 수치를 낮추어 준다는 사실을 1995년에 「New England Journal of Medicine」에 발표한 바 있으나, 아직도 의학계에서는 이러한 연구 결과를 처방에 적용하지 않고 늑장을 부리고 있다. 오히려 기존 의사들은 처방전에 부작용이 따르는 합성 지방 저하제를 점점 더 많이 사용하고 있는 실정이다.

아이소플라본을 함유하고 있는 콩 단백질은 혈중 콜레스테롤 수치를 낮추는 데 있어 최적의 선택이다. 필자는 이것이 혈중 지질을 낮추는 합성 의약품의 안전하고도 이상적인 대체 소재임을 믿는다. 필자의 의견으로는 합성 콜레스테롤 저하제가 과도하게 처방되고 있으며, 이로 인해 부작용에 시달리는 사람이 많다고 생각한다. 다행스럽게도 일부 의사들은 아이소플라본을 지니고 있는 콩 단백질이 콜레스테롤 수치를 낮추어 준다는 사실을 인정하기 시작하였다. 제니스타 제품은 바로 이러한 목적에서 만들어진 것이다.

▶ 항산화제로서의 아이소플라본의 역할

최근 들어 의학 서적이나 신문 등에 산화와 항산화제에 대한 기사가 많이 게재되고 있다. 산화에 대해서 설명하자면 필연적으로 "free radical", 즉 「유리기」라는 것이 설명되어야 하므로 많은 소비자들이 혼란을 겪게 된다. 산화 과정은 생명 현상에 반드시 필요한 산소가 다른 물질과 반응함으로써 일어나는 현상이다. 산화는 신체 내에서 음식을 소화할 때, 운동할 때, 또는 오염된 공기를 호흡하는 과정에서 역시 항상 일어나는 현상이다. 이러한 과정에서 불안정한 유리기가 형성되는 것이다.

또한 안정한 분자화 불안정한 분자의 구별에 대한 설명이 필요하다.

안정한 분자는 전자가 쌍을 이루고 있는데, 소화나 운동과 같은 일상적인 생리 현상 과정에서 이러한 안정한 분자의 전자 하나가 제거된다. 즉 한 개의 유리기란 전자를 잃어버린 분자를 말하는 것이다. 그러나 전자 짝을 잃은 분자는 계속 다른 전자를 찾아다니게 되며, 결국 다른 분자로부터 전자를 얻게 된다. 이러한 경우 또 다른 유리기가 형성되며 다시 이러한 과정이 반복되는 것이다.

결국 이처럼 연속적인 과정을 통하여 신체의 세포 내 유전 물질이 유리기에 의해 손상을 입게 된다. 산화 과정에서 생겨나는 부산물인 유리기는 이 책에서 논하는 많은 질병, 예를 들면 암이나 심혈관질환 등에 영향을 미치는 인자이다. 유리기는 이 밖에도 노화, 백내장 및 반점 퇴화 현상 등과도 밀접한 관계가 있다.

이러한 사실을 처음 알게 되면 우리들은 연속되는 유리기 생성 과정에 아무런 도움도 받을 수 없다고 생각하여, 상황이 매우 절망적이라고 판단하기 쉽다. 많은 것 중에서 특히 오염된 공기, 담배 연기, 스트레스, 햇빛 그리고 운동 등이 유리기를 만들어 낸다면 과연 우리는 무엇을 할 수 있다는 것인가? 그러나 다행스럽게도, 자연은 이러한 산화 작용을 막아 주거나 유리기 형성을 방해하는 물질을 제공하고 있다. 이러한 것들을 일컬어 항산화제라고 한다.

항산화 영양소나 항산화제는 신체가 유리기에 의해 손상을 받지 않도록 도와주는 역할을 한다. 항산화제는 과일이나 채소에 풍부한데, 콩에 포함되어 있는 아이소플라본 또는 강력한 산화 방지제이다. 아이소플라본은 플라보노이드의 한 종류로서, 강력한 항산화제이자 유리기를 청소해 주는 역할을 한다는 사실을 명심하자. 콩 아이소플라본은 또한 페놀기를 지니고 있어 항암 효과가 있는 항산화제이다. 이러한 피토케이칼들을 비 영양 항산화제라고 부른다. 영양 항산화제로는 비타민 C나 비타민 E 등이 있으며, 무기질 성분으로는 셀레늄, 구리, 망간 및 아연 등이 있다.

전통적인 의학계에서는 최근까지도 항산화제의 중요성에 별로 관심을 기울이지 않았다. 그러나 여러 가지 질병을 예방하는 효과가 밝혀짐으로써 이제 항산화제의 가치에 대해서는 논란의 여지가 없는 상황이다. 일련의 항산화제들은 산화에 의한 손상과 유리기 형성을 막아 주는 강력한 방어 체계인 것이다.

각각의 항산화제는 인체 내에서 독특한 역할을 수행한다. 더구나 그것들이 서로 협력하여 산화 과정에서 생겨난 파손이나 손상된 부분을 복구해 주는 상호 보완 효과를 나타낸다는 사실은 매우 흥미롭다. 예를 들자면, 비타민 C와 비타민 E는 상호 보완의 기능이 있다. 즉 비타민 C는 유리기와 반응해 버린 비타민 E를 다시 재생시켜 주는 것이다. 비타민 E는 동물 실험 결과, 셀레늄과 상호 보완적인 효과를 나타내고 있는데, 이들은 각기 서로 부족한 경우에 그 결핍 증상을 완화시켜 준다고 한다. 콩 아이소플라본 역시 유사한 기능을 보여 준다.

이러한 항산화제의 보완 기능 때문에 건강을 유념하는 사람들은 항산화제가 포함되어 있는 음식을 많이 섭취하고자 하며, 또한 영양 보충제로서도 섭취하려고 한다. 다른 항산화제와 마찬가지로 콩 아이소플라본 역시 콩 식품으로 또는 영양 보충 제품으로 섭취할 수 있다.

역학 조사를 통해 우리는 과일과 채소를 많이 포함한 식사를 주로 하는 경우 암 발생률이 낮다는 분명한 관계를 알 수 있다. 인구 조사를 통해서도 콩 식품을 많이 먹는 경우 유방암, 전립선암, 대장암 발생률이 낮은 것은 물론, 심혈관질환, 당뇨, 골다공증 등의 발생률도 낮은 것을 알 수 있다. 콩 아이소플라본이 바로 유리기에 의한 손상 작용을 막아 주는 중요한 역할을 하기 때문이다.

▶ **새로운 에스트로겐제제, SERM**

미국의 유명한 건강 잡지인, 〈당신의 건강Your Health〉 1998년 6월

6일자에는 「새로운 에스트로겐: 모든 여성들이 알아야 할 것은 무엇인가」라는 제하의 기사가 실려 있다. 저자인 룻 자코보위츠Ruth Jacobowitz는 선택적 에스트로겐수용체 조절제Selective estrogen receptor modulator : SERM인 새로운 약을 소개하였다. 이 약은 에스트로겐을 모방한 것으로서, 현재 미국 FDA에 에스트로겐대체요법 제제로서의 사용 허가를 신청 중에 있다. 가장 우수한 후보는 랄록시펜Raloxifene으로 「Eli Lilly and Company」사의 제품이다. 에스트로겐 제품의 강력한 이점을 인정하더라도, 이 약의 발명은 전혀 놀라운 일이 아니다. 공교롭게도, 랄록시펜은 수천 년 동안 안전하고도 효과가 있다고 밝혀진 콩 아이소플라본의 기능과 너무도 똑같은 성질을 지니고 있다.

재차 말하지만, 랄록시펜은 훌륭한 성질을 지니고 있다. 랄록시펜은 골반과 등뼈의 손실을 막아 주고 골밀도를 높여 준다. 그

표2 유리기 연쇄반응과 항산화 경로(Bateman et al, 1953)

$RH \rightarrow R + H$는 유리기의 생성(발생 과정)이며 R은 알킬기, RO는 과산화기, 과산화기는 모든 유리기와 관련, 경로에 참여함.
예를 들면 $ROO + RH \rightarrow R + ROOH$

시작	$RH \rightarrow R + H$
증폭	$R + O \rightarrow ROO$
	$ROO + RH \rightarrow R + ROOH$
완료	$R + R$
	$R + ROO$ 비레디칼
	$ROO + ROO$

러나 콩 아이소플라본에 비해 어느 정도 효과가 있는가? 랄록시펜을 이용하여 뼈 밀도를 약 2~3% 정도 증가시키는 것은, 아마도 콩 아이소플라본으로부터 얻는 효과에 미치지 못할 것이다. 랄록시펜은 소위 나쁜 콜레스테롤이라고 일컬어지는 저밀도 지단백 LDL을 낮추어 준다고 한다. 그러나 콩 아이소플라본도 역시 그러하다. 오히려 콩 아이소플라본은 유익한 콜레스테롤인 고밀도 지단백HDL의 함량도 높여 주는 기능도 있지만, 랄록시펜에는 이러한 기능이 없다. 또 랄록시펜은 자궁 조직의 성장을 촉진시키지 못하는데, 콩 아이소플라본도 마찬가지이다.

그러나 랄록시펜은 폐경기 증상인 발열감을 줄여 주지 못하지만, 콩 아이소플라본은 상당히 일관성 있게 그 효과를 나타내고 있다. 보다 더 관심을 가질 만한 것은 랄록시펜은 치매에 전혀 도움을 주지 못하지만, 에스트로겐대체 요법이나 콩 아이소플라본은 알츠하이머병을 예방해 주는 효과가 있다고 생각된다두뇌의 베타 수용체와 강력히 결합하는 다이드제인이 이러한 효과를 지닐 것으로 추정된다. 따라서 SERM 제제는 콩 아이소플라본보다 더 나은 점이 없는 듯하다. 그러나 이것들은 합성된 것이므로, 특허로 보호받을 수 있어 재산적 가치가 있다. 자연에서 얻을 수 있는 콩 아이소플라본과 SERM 또는 합성 제제 중 어떤 것을 선택할 것인가? 현명한 선택이란 콩 아이소플라본 보충제가 될 것으로 믿는다.

▶ 건강을 위해서라면 무엇보다 콩을

　〈건강을 위한 콩〉이 출간된 이후, 콩 식품과 콩 성분이 건강상 널리 유익하다는 나의 주장을 뒷받침하는 증거들이 속속 밝혀지고 있다. 그러나 아직 밝혀지지 않은 부분도 있다. 불과 2, 3년 전만 하더라도 임상 의학 분야의 동료들도 콩의 건강 증진 효과와 여러 가지 질병 예방 및 치료 효과에 대하여 의심스러운 눈초리를 보내곤 하였다. 하지만 최근 들어 많은 증거들이 밝혀지면서 그러한 의심이 거두어지고 있음을 다행스럽게 생각한다. 콩 아이소플라본이야말로 콩 속에 숨겨진 신비한 여러 가지 건강 유익 인자들 중에서도 가장 각광받는 성분이다. 그러나 독자들은 이 책을 읽으

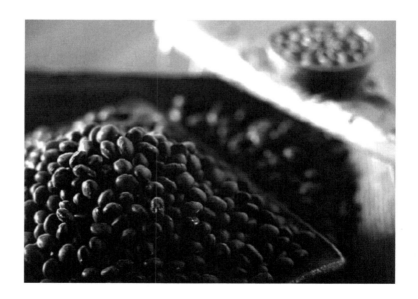

면서 아이소플라본이 콩 중에 포함된 여러 의학적, 영양적 성분들 중 귀중한 하나의 보물에 불과하다는 사실을 깨닫게 될 것이다.

▶ 심혈관계 건강에 가장 중요한 콩

심혈관계 질환은 수백만 서구 사회 노인들의 삶의 수준을 크게 좌우하는 질환이다. 콩은 이렇게 치명적일 뿐만 아니라 그들이 활력을 빼앗아 가는 퇴행성질환을 예방해 주는 중요한 역할을 맡고 있다. 어떤 경우에는 콩이 심질환의 진행을 중지시키며 심장의 건강을 회복시키기도 한다. 이 얼마나 놀라운 사실인가. 다음 장에서는 과연 콩이 어떻게 심장의 건강을 돕는지에 대하여 설명하고자 한다.

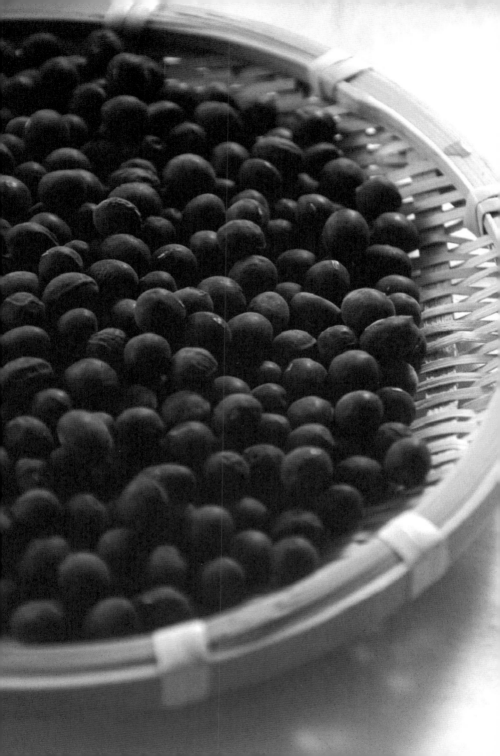

당신의
심장을 위한 선물,
콩

The
Soy Revolution

서구 의학계가 음식 중에 포함된 지방이 심장질환에 영향을 미친다는 사실을 받아들인 것은 획기적인 진전이었다.

이는 혈중 높은 콜레스테롤 수치는 고지방의 식이 섭취에서 야기되므로 심장질환 예방을 위해서는 평상시의 식사와 식품의 적절한 선택이 매우 중요하다는 대중 홍보의 계기가 되었던 것이다.

과거, 심장에 대하여 알고 있는 대부분의 지식은 검시를 통하여 얻은 것이 전부였다. 심장 발작으로 사망한 사람이나 다른 질환으로 사망한 경우, 동맥이 막혀 있는 경우가 많았다. 우리의 동맥은 크게 세 가지의 대동맥으로 이루어져 있으며, 이것들이 심장에서 멀어지면서 가지를 쳐서 나뉘고 있다. 동맥이란 바로 혈액이 지나는 통로이다. 우리가 박동을 느끼는 것은 동맥이 산소가 풍부한 혈액을 심장으로 전해 주고, 심장이 우리의 신체 주변으로 혈액을 밀어 보내는 과정에서 느껴지는 것이다. 그래서 동맥이 막혀 버린다는 것은 곧 혈액의 흐름이 막히는 것이자 산소의 전달이 방해된다는 것을 뜻한다.

콜레스테롤이 심장질환과 관계가 있다는 근거는 혈관이 막히는 소위 플라그 성분에 콜레스테롤이 포함되어 있다는 것이다. 수도

관에 형성되는 광물질 침착물처럼 플라그는 관상동맥의 벽에 형성된다. 이것이 점진적으로 형성된다는 것은, 과거 한국전쟁이나 월남전에서 사망한 건강한 젊은 병사들의 부검에서 초기 증상의 미약한 콜레스테롤 플라그가 발견되었다는 사실에서도 알 수 있다. 또 건강에 이롭지 못한 음식을 자주 섭취하는 조숙한 어린이의 경우에도, 관상동맥에 플라그 침착 현상이 발생한다고 한다. 이러한 콜레스테롤 플라그는 바로 동맥경화의 전조이며 동맥벽에 줄무늬를 형성하기 때문에「지방 줄무늬」라 불리기도 한다.

과거, 한때는 심혈관질환이 유전학적으로 관계가 있다고 믿어진 적도 있었다. 왜냐하면, 어느 민족보다는 산업화된 나라의 코카서스 인종이 이러한 질병으로 고통 받는 확률이 높았기 때문이

표3 관상동맥질환의 요인들

관상심장질환(CHD) 또는 협심증(angina pectoris)
기타 동맥경화증
    경동맥협착증(Carotid artery stenosis)
    뇌혈관질환(Cerebral vascular disease)
    말초혈관질환(Peripheral vascular disease)
    기타 혈관 폐쇄성질환(Other occlusive vascular diiseases)

흡연
고혈압 또는 고혈압 억제제 복용
당뇨병
낮은 고밀도 지단백(HDL) 콜레스테롤치(35mg/dℓ 이하)
직계가족 중 심장 관련 질환율(직계가족 중 65세 전 심장질환 발생 정도)
심한 비만
스트레스, A형 성격
서구식 식사

103

다. 그러나 이는 단순히 원인과 결과만을 놓고 본 것이었다. 즉 북유럽, 캐나다, 미국 등에서 심장질환으로 사망률이 높은 것은 유전인자에 따른 어쩔 수 없는 결과이며 단지 그들이 지닌 불행일 따름이라고 생각되기도 하였던 것이다. 그러나 서구 사회의 다른 인종들에게도 같은 현상이 관찰되기 시작하였다.

▶ 저지방 식품의 시대가 오다

콜레스테롤은 호르몬 생산과 여러 가지 생리 기능에 있어 필수 물질이라는 사실을 잊지 말아야 한다. 콜레스테롤은 간에서 생성되며 달걀이나 유가공 식품 등을 통하여 혈액으로 공급된다. 그러나 대부분의 콜레스테롤은 간에서 합성된다. 혈중 콜레스테롤은 섭취한 포화지방의 영향을 받으며, 식품 중에 포함된 콜레스테롤에 의해서도 어느 정도 영향을 받는다. 콜레스테롤의 함량이 높으면서 혈중 지방질, 즉 지단백이 비정상적이면 그 자체로서도 매우 심각함은 물론, 별도로 동맥경화와 심장 발작의 위험 요소가 된다.

지단백이란 중성 지질과 콜레스테롤의 덩어리로서 인체 내부에 돌아다닌다. 심혈관계질환의 위험성은 부분적으로 여러 종류의 지단백의 구성 비율, 소위 말하는 「좋은 지단백」과 「나쁜 지단백」의 비율로 측정된다. 좋은 지단백인 고밀도 지단백HDL은 심장질환을 예방해 주는 반면, 나쁜 지단백인 저밀도 지단백LDL은 심장질환의 위험성을 높이는 요인이 된다.

▶ 예외 있는 법칙, 콩의 필수지방산

심장의 건강과 심장질환에 대하여 좋은 지방과 나쁜 지방에 대한 논의를 위해서는 오메가 지방산, 즉 필수지방산을 빼놓을 수가 없다. 필수지방산은 오메가6 계열과 오메가3 계열의 두 가지 그룹으로 나뉜다. 우리 식단에서 흔히 접하는 오메가6 지방산은 식물성 식품에 많으며, 오메가3 지방산은 생선이나 바다 포유동물 중에서 주로 발견된다. 그러나 콩에는 예외적인 특정 성분의 오메가3 지방산이 포함되어 있다.

▶ 지방산의 역할은?

오메가3 지방산과 오메가6 지방산의 가장 중요한 용도 중의 하나는, 프로스타글란딘Prostaglandin과 같은 호르몬 합성물의 전구체로 사용된다는 것이다. 프로스타글란딘은 생체 내에서 신체의 구조, 기능 및 항상성恒常性을 유지하는 데 없어서는 안 되는 중요한 역할을 담당한다. 프로스타글란딘이 필요한 이유와 중요한 기능은 다음과 같다.

- 정상적인 면역 기능 유지
- 호르몬 생산, 혈압 조절
- 통증, 염증, 감염 및 암 등에 대한 반응 조절

105

- 체액이 조성과 분비 조절
- 근육 및 신경 기능 조절
- 세포막의 구조 및 세포의 유사분열에 영향
- 세포의 산화 과정 및 영양 흡수 조절
- 중요 기관에서 에너지원 제공

이렇듯 프로스타글란딘은 건강에 필수적인 것이며 필수지방산은 이러한 프로스타글란딘의 생성에 필수 구성 성분이다. 그러므로 막연히 지방을 줄인 식사가 건강에 유익하다는 것은 잘못된 것이다. 무엇보다 중요한 것은 우리에게 필요한 지방의 형태는 무엇이며, 과연 어떤 지방을 피해야 하는지를 잘 알아야 한다는 것이다.

▶ 식물에서 얻는 오메가3 지방산

EPA와 DHA 모두 인체에서 필수 오메가3 지방산이 알파리놀렌산-linolenic acid, LNA으로부터 합성될 수 있다. 이 합성은 느린 반응이지만, LNA는 콩이나 아마 종자 등과 같은 식물성 식품으로부터 얻을 수 있기 때문에 매우 중요하다. 그런데 EPA와 DHA는 혈관 속에 쌓이는 포화지방산의 침적을 방지할 수 있다. 심혈관질환을 예방하기 위하여 콩 식품과 같은 식물성 식품이 제시될 수 있는 것이다.

그러나 식물에서 발견되는 오메가3 지방산은 대부분 생선에 있는 EPA나 DHA 형태가 아닌 LNA 형태로 존재한다. 일부 과학자들은 LNA를 유효한 EPA나 DHA로 변환시키는 자체 능력이 부족한 사람이 많이 있을 수 있기 때문에, 식물에서 얻는 오메가3 지방산을 사용하는 데에는 한계가 있다고 지적한다. 그러나 식물성 필수지방산 지지자들은 이러한 예는 흔치 않은 일이며, 설령 이러한 문제가 있다 하더라도 LNA의 섭취량을 증가시키면 될 것이라고 주장하기도 한다. EPA나 DHA가 무난히 합성되면 인체 내에서 「좋은 프로스타글란딘」의 합성도 촉진될 수 있다. 그러므로 EPA와 DHA를 보조제로서 따로 섭취하는 것도 건강에 유익하다.

콩에 포함되어 있는 지방은 평균 18% 정도이다. 더구나 전체 지방 중 약 15%가 포화지방으로서, 약 50% 정도가 오메가6 지방산이며 또한 약 8%나 되는 부분이 오메가3 지방산인 것이다. 이처럼, 콩의 지방 구성 성분은 오메가3와 오메가6의 지방산으로 되어 있어 건강에 유익한 효과를 나타내게 된다. 그러나 이것은 가공·정제되지 않은 천연 콩기름의 경우일 뿐, 상업적 가공 공정을 통해 천연 콩기름에 수소를 첨가하여 경화시켰을 때는 유감스럽게도 본래의 유익한 성질을 잃게 된다.

▶ 식이 지방원에 관련된 문제들

천연 기름 속에 들어 있는 건강에 유익한 필수지방산 성분을 그대로 보관시킬 수 있는 방법은 빛과 산소가 없는 저온 상태에서 정제하는 것이다. 가장 좋은 것은 정제되지 않은 상태의 트랜스형 지방산과 유리기가 없는 기름이다. 트랜스형 지방산은 심장질환 유발에 중요 원인이 되는 지방산이기도 하며 암과 당뇨병에도 관여하는 일종의 나쁜 지방산이다. 유감스럽게도 슈퍼마켓에서 판매되는 대부분의 기름은 영양 처방 뚜렷한 건강상의 이점을 지닌 영양 보충제 의 목적으로는 사용하기 곤란하다. 만일 당신이 정제되지 않은 기름에 관심이 있다면, 건강식품 상점이나 약국에서 주의 깊게 구입해야 한다.

일부 소비자들은 건강식품 상점에서는 건강에 이로운 제품만을 취급할 것이라고 생각할 것이다. 그러나 꼭 그렇지만은 않다. 예를 들어 기름이 추출된 식물은 유기농법으로 재배된 것이긴 해도 그 기름이나 그것을 원료로 만든 제품은 정제 과정을 거친 것임을 알아야 한다.

▶ 숫자는 무엇을 의미하는가?

중년기에 들어서면 대부분의 사람들이 종종 콜레스테롤 검사를 받는다. 그 이유는, 흔히 콜레스테롤의 지방 구성 정도가 한 개인의 건강을 가늠하는 척도로 쓰이기 때문이다. 누구나 심장이 건강하다는 「최적의 좋은 수치」를 듣고 싶어 하는 것이 사실이다. 그러나 개인별로 건강한 혈중 콜레스테롤과 지방의 농도가 각각 얼마인가는 정확히 알 수 없다. 건강하다고 인정되는 혈중 지질 농도

표4 혈중 콜레스테롤치에 따른 위험도

	총 콜레스테롤	저밀도 지단백(LDL)콜레스테롤
적정 수준치	200mg/dℓ 이하	130mg/dℓ 이하
위험 한계수치	200~239mg/dℓ	130~159mg/dℓ
위험 수치	240mg/dℓ 이상	160mg/dℓ 이상

※위의 콜레스테롤 수치는 미국의 국가 콜레스테롤 교육 프로그램에서 성인 대상으로 제안된 것임.

의 적정 범위는 표4를 참고하기 바란다.

물론 이러한 콜레스테롤 수치가 완벽한 지표는 아니다. 개인에 따라서는 콜레스테롤 수치가 높은 데도 불구하고 오랫동안 건강하게 사는 경우도 있고, 또 반대로 콜레스테롤 수치가 낮음에도 일찍 사망하는 경우도 있다. 성인 미국인과 서유럽 사람들의 평균 혈중 콜레스테롤 농도는 210~225mg/dℓ이다. 통계적으로 볼 때, 혈중 콜레스테롤 240mg/dℓ 이상인 경우에는 심혈관질환에 의한 사망률이 평균보다 4배 높아지며, 260mg/dℓ 이상이 되면 6배 내지 그 이상 높아진다.

총 콜레스테롤만이 위험을 알려 주는 것은 아니다. 관상동맥질환에 대한 예측 방법으로는 HDL과 LDL의 비율이 보다 합리적이다. 총 콜레스테롤과 HDL의 비율 또한 매우 중요한 수치인데 HDL과 LDL의 비율에서는 HDL 값이 높은 것이 좋다. 그러나 이러한 비율은 종종 많은 사람들을 혼란스럽게 만든다. 예를 들어 HDL 대비 총 콜레스테롤량은 4.5 정도가 바람직하지만, 이 비율은 LDL 함량이 높고 HDL 함량이 낮은 경우에는 수치가 올라가게 되고, 반대로 LDL 함량이 낮고 HDL 함량이 높은 경우에는 수치가 내려가게 된다. 쉬운 방법은 콜레스테롤 수치 자체만을 생각하는 것이다. 건강한 성인의 경우 혈중 콜레스테롤 농도는 120~180 mg/dℓ 이지만, 대체로 200 이하면 꽤 괜찮은 정도라고 받아들여지고 있다. 그러나 이 수치가 120mg/dℓ이라 해도 흡연과 과음을 일삼고 무절제한 생활을 한다면 오히려 의미가 없다.

▶ 고콜레스테롤과 저콜레스테롤

콜레스테롤은 인체의 필수 성분으로서, 성호르몬, 스테로이드 호르몬 및 담즙산을 생산하는 데 있어 중요한 전구체이다. 우리는 이러한 콜레스테롤의 혈중 농도가 항상 변한다는 사실을 종종 잊고 지낸다. 보통 겨울철에는 여름에 비하여 다소 높은 경향이 있는데 이는 아마도 계절적으로 식단의 차이에 의한 것이든가 운동이 부족해지기 때문이 아닌가 생각된다. 관상동맥질환에 있어 고콜레스테롤 혈전을 단순한 관계로 설명할 수는 없다. 필자의 의견으로는 고콜레스테롤 혈전이 중요하지 않기 때문이 아니라, 이 질환에 관계되는 다단계의 원인들이 많기 때문이라고 생각된다.

현대의 과학은 고콜레스테롤 혈전과 심장질환 간의 관계에 대하여 몇 가지 결론을 내렸다. 인체 내에서의 콜레스테롤 합성은 외부로부터의 콜레스테롤 섭취보다 더 중요하다고는 못하더라도 동등하게 중요한 위치를 차지한다는 것이다. 즉 콜레스테롤을 섭취하지 않을 경우, 체내에서의 콜레스테롤 합성은 혈중 콜레스테롤의 함량이 높은 사람이나 낮은 사람이나 차이가 없다는 것이다. 콜레스테롤 섭취량은 콜레스테롤 대사에 매우 중요한데, 섭취량이 많을 경우 체내 합성이 중단되기 때문이다. 게다가 콜레스테롤 섭취량에 따라 신체 내의 콜레스테롤이 합성되거나 사용되는 정도가 사람마다 제각기 다르다.

최근까지의 연구 결과, 일반적으로 동물성 단백질이 혈중 콜레스테롤 농도를 높이기 때문에 식물성 단백질보다 동맥경화를 유발시킬 가능성이 높다는 것은 명확한 사실로서 점차 널리 알려지고 있다. 미국의 농업과학기술위원회Council for Agricultural Science and Technology에서는 동물 실험을 통하여 식물성 단백질이 혈중 콜레스테롤을 낮추는 데 매우 중요한 역할을 한다는 앞의 내용을 확인, 이제는 사람의 경우에까지 확대시키고 있다. 그러나 음식 중에 포함된 콜레스테롤의 양과는 상관없이 불포화지방에 비하여 포화지방이 훨씬 더 동맥경화를 일으키는 경향이 높다는 사실에 주의해야 한다. 포화지방은 음식 중에 포함된 콜레스테롤의 과다 섭취보다 더 혈중 콜레스테롤의 농도를 높이는 것이다. 그러므로 콩 단백질과 같은 식물성 단백질을 섭취하면 포화지방은 물론 콜레스테롤의 섭취도 적절하게 줄일 수 있어, 혈중 콜레스테롤을 저하시켜 심장질환을 예방할 수 있는 가장 이상적인 방법인 것이다. 이러한 많은 증거들을 바탕으로, 필자는 콩 단백질을 하루에 25g 정도 섭취하는 것과 콜레스테롤을 적게 섭취하는 것이야말로 반드시 실천해야 할 첫 번째 과제라고 믿는다. 이 사항만 따른다고 해도, 많은 경우 혈중 콜레스테롤을 낮추기 위한 처방약을 따로 복용하지 않아도 될 것이다.

▶ 콜레스테롤 강하제, 과연 구원의 약인가?

　최근 콜레스테롤 강하제는 과분한 대접을 받아 왔다. 마치 고 콜레스테롤 혈증의 위험을 완화시켜 주고 동맥에 플라그가 형성 되는 것을 막아 주는 만병통치약처럼 인식되었던 것이다. 그러나 「비용 문제」에 대한 의문이 남아 있다. 우선 이러한 약들은 상당히 비싼 편으로, 많은 환자들이 단지 그 한 가지 약을 구입하기 위해 한 달에 100달러씩을 쓰기란 쉽지 않다. 더구나 일부 환자들이 부 작용으로 인해 다소 불쾌감을 느끼는 정도는 그나마 다행인 편이 고, 더 나쁜 경우에는 매우 위험하기까지 한 것이 사실이다. 주요 부작용은 복통과 구토 및 간 기능 훼손으로, 이러한 사실에 대한 위험 요소와 유익함에 대한 평가를 비교한 후에 결정하는 것이 안 전할 것이다. 따라서 수많은 과학자나 일반인들이 콜레스테롤 문 제를 해결하기 위하여 보다 안전한 해결책을 찾으려 애쓰는 것은 당연한 일이다.

▶ 콜레스테롤 저하를 위한 일석이조의 효과,
　영양 개선 프로그램

　단순히 콜레스테롤을 낮추기 위한 치료법은 근시안적인 것이며 더 심하게 말하자면 어리석은 처방이다. 합성 콜레스테롤 저하제 를 복용하면 콜레스테롤 수치가 내려갈 수는 있다. 그러나 전체 건강을 개선하는 영양적 차원은 고려되지 않은 방법으로서, 장기적으로 보면 비경제적이며 안전하지 않을 수도 있다. 이 같은 투약요법으로 콜레스테롤을 낮추는 경우 심각한 부작용이 우려된다. 반면, 콜레스테롤을 낮추기 위한 영양 개선 프로그램은 오히려 여러 가지 건강 증진 효과를 보너스로 얻을 수 있다. 영양 개선 프로그램은 일반적으로 안전하며 투약요법보다는 싼 편이고 전체적인 건강을 개선시킨다. 즉 혈중 콜레스테롤을 낮추는 효과뿐만 아니라, 전반적인 건강 증진 효과까지 얻을 수 있는 일석이조의 방법인 것이다.

▶ 심장의 가장 친한 친구, 콩

콩 단백질이 혈중 콜레스테롤을 낮추어 준다는 사실은 이미 수차례에 걸쳐 증명되었다. 특히 인구 조사를 통한 역학 조사 결과를 보면 동물성 단백질보다 식물성 단백질을 주로 하는 문화권에서는 심혈관질환이나 고혈압 또는 동맥경화 등의 질환 발생률이 낮은 것이 사실이다. 특히 아시아 문화권에서는 심혈관질환의 발생률이 현저히 낮은데, 이는 콩 식품이 아시아 여러 나라에서 중요한 단백질 공급원인 점을 생각해 보면 당연한 일이다.

동물 실험 결과 콩 단백질이 혈중 콜레스테롤을 낮추어 준다는 사실이 밝혀졌고, 콩은 옛날부터 안전한 먹거리인 데다가 저렴하다는 것은 말할 필요도 없기 때문에, 사람을 대상으로 하는 임상 연구 계획도 어렵지 않다. 동물성 단백질을 콩 단백질로 바꾼 단 3주간의 식이 조절로 고콜레스테롤 혈중 환자의 혈청 콜레스테롤 수치가 평균 21% 감소했다는 연구 보고도 있다. 이 식이요법은 소량의 동물성 단백질이 포함된 표준 저지방 식이를 공급한 군보다 더 효과가 좋았다. 다른 연구들에서도 마찬가지로, 콜레스테롤 수치를 조속히 낮추고자 한다면 콩 단백질을 이용하는 것이 비싸지 않으면서도 안전하고 효과적인 치료법이라고 제안하고 있다. 결론적으로 심장의 가장 친한 친구는 바로 콩인 것이다.

▶ 제임스 앤더슨James Anderson 박사의 획기적인 연구

캔터키 대학의 제임스 앤더슨 박사는 1995년 〈New England Journal of Medicine〉에 「콩 단백질이 콜레스테롤을 낮추는 효과가 있다」는 임상 연구가 상당히 많다는 사실을 발표하였다. 그는 38건의 임상 연구를 검토·종합하여 콩 단백질 보충식이나 콩 단백질로 교체한 식이를 통해 혈중 콜레스테롤을 상당히 낮추었다는 사실을 확인하였다. 특히 혈중 콜레스테롤과 혈중 지질의 농도를 낮추는 정도가 합성 의약품을 계속적으로 복용하는 경우와 비슷한 수준이라는 것에 주목할 필요가 있다.

앤더슨 박사의 콩 연구는 전통적인 요법과 대체 치료요법 모두에게 커다란 영향을 주었다. 앤더슨 박사팀은 동물성 단백질을 식물성 단백질로 대체한 경우, 관상동맥질환의 위험도가 낮아진다는 연구 결과들을 하나하나 조사하였다. 그 결과 식물성 식단, 특히 콩 식품을 주로 하는 식단이 혈중 콜레스테롤을 낮출 수 있다는 사실을 밝혀냈던 것이다. 특히 동물성 단백질과는 달리 콩 단백질의 섭취는 총 콜레스테롤과 LDL을 낮추는 반면 유익한 HDL은 높이는 작용을 한다. 다만 아이러니컬한 것은, 콩 단백질이 혈중 콜레스테롤을 낮추어 주고 심혈관계질환을 예방해 준다는 사실을 이해하는 데 거의 백 년의 세월이 걸렸다는 것이다.

▶ 콩이 어떻게 콜레스테롤을 낮추는가?

콩이 어떠한 과정을 거쳐 혈중 콜레스테롤 수치는 낮추는지 완전하게 밝혀지지는 않았지만—이러한 예는 과학 분야에서는 일상적인 일이다—이처럼 콩의 효과에 대한 이유로서는 몇 가지 경우를 가정해 볼 수 있다. 예를 들면, 콩의 아이소플라본이 효과적인 항산화제로서 유리기에 동맥벽의 훼손을 막아 준다고 생각할 수도 있다.

다른 영양 성분도, 예를 들자면, 비타민E는 플라그의 형성을 막아 주는 효과가 있어 심장 발작 위험을 줄여 주는 것으로 생각되고 있다. 비타민E의 처방은 한때 웃음거리가 된 적도 있었으나, 이제는 측부로By-pass수술을 시술한 환자에게 내려지는 처방전의 한 부분으로 자리를 잡고 있다.

한편 콩 단백질의 아미노산 구성을 조사할 수도 있다. 1998년

115

12월에 발표된 연구 결과에 의하면, 아르기닌과 글라이신의 함량을 높이면 혈청 콜레스테롤을 낮추는 효과가 나타나는데, 콩 단백질에는 아르기닌과 글라이신이 모두 풍부하다. 게다가 동물성 단백질에는 이 아미노산들이 비교적 적은 대신 라이신이 많은데, 이 라이신은 인슐린 농도를 높여 간에서의 콜레스테롤 합성 또는 생산을 증진시키는 것이다.

오하이오 주 신시내티 의과대학 소아과 병원 소속 케네스 세첼 Kenneth Setchell 교수는 여러 가지 제시된 기작 중, 콜레스테롤 저하 효과를 가장 크게 나타내는 콩의 성분은 바로 아이소플라본이라고 믿고 있다.

제니스타인 및 다이드제인과 같은 콩 아이소플라본이 탁월하고 기능이 다양하다는 필자의 주장은 전혀 과장된 것이 아니다. 콩 에스트로겐을 콜레스테롤 저하제로 응용하는 원리는, 경구용 에스트로겐이나 약한 합성 에스트로겐인 타목시펜이 혈청 LDL과 콜레스테롤을 낮추는 데 효과가 있다는 실험 결과로부터 얻은 것이다. 과거로부터 콩 아이소플라본은 경구용 에스트로겐 및 타목시펜과 같은 효과를 나타낼 수 있다고 제안되어 왔다.

원숭이를 대상으로 한 연구는, 콩 아이소플라본이 혈중 콜레스테롤 저하 효과 중 4분의 3 정도만큼 기여했다고 보고하였다. 아이소플라본이 없는 콩 단백질을 섭취시켰을 때는 혈중 콜레스테롤이 감소하지 않았으나, 아이소플라본이 포함된 콩 단백질을 이용했을 때는 혈중 콜레스테롤이 감소했다는 것이다. 원숭이는 사람에게 가장 가까운 동물 모델이므로, 이러한 실험 결과는 아이소

116

플라본이 포함된 콩 단백질을 식단에 보충한 사람을 대상으로 한 임상 효과에 분명한 관계가 있을 것으로 보인다.

몇몇 다른 연구 결과를 살펴보면, 아이소플라본을 함유한 콩 단백질이 혈중 콜레스테롤을 저하시켜 준다는 증거가 확실하다. 한 연구에서는 아이소플라본을 식이에 첨가한 경우, 혈중 콜레스테롤을 35% 정도나 낮출 수 있었다고 한다.

폐경기 여성들이 심장질환의 위험에 노출되어 있음을 무시하는 소견에 대해 비평이 시작된 것은 의외로 불과 몇 년 되지 않았다. 이는 신약의 개발이 대체로 남성을 대상으로 제한되었을 뿐만 아니라, 심혈관 조건을 연구하는 데 있어 여성은 선택된 적이 별로 없었던 것도 원인의 하나이다. 그러나 비평의 출발은 좋았지만, 그 문제에 대한 해결 방안의 방향은 잘못 잡은 듯하다. 지난 2, 3년 동안 혈중 콜레스테롤을 낮추는 약에 대한 기사가 여성을 대상으로 하는 잡지나 여러 매체를 통해 소개되고 있다. 그러나 심장질환이나 콜레스테롤을 낮추는 데 콩 식단이 하나의 선택 사항이라는 이야기는 거의 없는 실정이다.

중요한 생식 호르몬인 에스트로겐은 심장질환을 예방하는 효과가 있다고 믿기 때문에 폐경기나 폐경기 이후의 여성들은 에스트로겐을 처방 받는다. 콩에 있는 식물성 에스트로겐도 유사한 효과를 제공할 수 있다. 더구나 이것들은 암을 촉진하는 일부 호르몬과는 달리 「약한」 에스트로겐으로서, 이러한 콩의 효과를 이용하는 것이 심장질환 예방의 중요한 열쇠이다.

▶ 심장의 건강을 돕는 또 다른 콩의 성분들, 섬유질과 사포닌

콩에는 단백질 이외에도 콜레스테롤 저하 효과가 있는 성분들이 있다. 아이소플라본, 섬유질, 피토스테롤, 사포닌 및 레시틴 등이 그것이다. 레시틴Lecithin은 콜레스테롤 저하제로 오래전부터 추천되던 것으로서, 초기의 콜레스테롤 저하 효과에 대한 조사를 근거로 어느 정도 정제된 제품들이 상당히 인기를 끌었다. 그러나 콜레스테롤 저하 효과를 얻기 위해서는 많은 양을 섭취해야 하였으며, 정말로 콜레스테롤을 저하시키는 효과가 있는지에 대한 우려 때문에 사용이 제한되기도 하였다. 콩에 레시틴이 함유되어 있다는 것은 이로운 것이지만 콩의 콜레스테롤 저하 효과를 나타내는 성분으로 거론되기에는 여전히 논란의 여지가 있다. 콩에 포함된 섬유소 역시 콜레스테롤 저하 효과가 있으며 이러한 지질 저하 효과는 여러 가지 다른 식이섬유와 마찬가지이다. 건강을 유지하기 위해서는 미강쌀겨, 귀리 그리고 과도하게 도정되지 않은 곡류 등으로부터 많은 식이섬유를 섭취해야 한다. 그러한 곡류들은 도정 과정에서 상당량의 식이섬유가 없어지기 때문이다.

콩의 가용성 식이섬유는 다른 섬유질원과 다른 중요한 역할을 한다. 사람을 대상으로 한 주의 깊은 몇몇 연구는, 콩 식이섬유가 혈중 콜레스테롤을 효과적으로 낮추어 준다는 사실을 밝혀내었다. 이처럼 강력하고 안전한 지질 저하 효과에도 불구하고 콩 섬유질은 과소평가되어 온 바가 적지 않다. 아마 콩의 다른 건강상 이점들에 가려져 섬유질의 중요성이 다소 과소평가된 것 같다.

콩에서 발견되는 사포닌saponin 역시 혈중 콜레스테롤 저하 효과를 나타낸다. 사포닌은 화학적 구조에서 콜레스테롤과 유사하기 때문에 콜레스테롤 흡수를 저해하기도 하고 콜레스테롤 배출을 돕기도 한다.

▶ 현명하고 효율적인 선택

의학박사 딘 오니쉬Dean Ornish는 미국예방의학 연구소의 소장이며 미국 클린턴 대통령의 주치의이자 백악관 식단 자문관으로서, 여러 동료 의사들과 많은 학자들처럼 「저지방, 식물성 위주의 식단을 포함하여 생활습관을 변화시키면 심장질환의 예방은 물론 치료효과까지 기대할 수 있다」고 주장한다. 그의 프로그램에 포함된 요가, 규칙적으로 걷기, 명상 등은 나이나 건강 상태에 관계없이 매우 중요한 사항들이다. 오니쉬 박사의 이 같은 프로그램은 의학적으로나 철학적으로 옳은 것이며 좋은 결과를 얻을 수 있다. 그러나 당신의 생활에 이러한 일들을 모두 포함시킬 수 있는가? 분주한 서구 사람들에게 있어 그 대답은 "NO"이다. 건강을 염려하는 많은 사람들도 규칙적인 운동을 한다든가 주기적으로 스트레스를 풀려고 노력하는 정도가 그들이 할 수 있는 전부인 것이다. 대부분의 사람들에게 강박관념에 가까울 정도로 식사 조절을 시키는 것은 매우 어려운 일이다. 하지만 차츰차츰 동물성 단백질 대신 콩 식품을 대체해 보고 지방 섭취량을 줄여 나가는 일은 시작해 봄직하다. 이미 콜레스테롤 수치가 높은 경우에도 콩 단백질의 섭취 요구량은 비교적 많지 않다. 동물성 단백질 대신 콩 단백질 절반 정도 대체하면 LDL 콜레스테롤을 상당히 낮출 수 있다. 연구 보고에 의하면 하루에 20g 내지 25g의 단백질을 섭취할 경우, 혈중 콜레스테롤을 상당히 효율적으로 낮출 수 있다고 한다.

▶ 고혈압 수치란?

혈압은 두 가지 수치를 표현한 것으로, 수축기 압력은 혈액이 동맥으로 뿜어져 나갈 때의 압력이며 이완기 압력은 압력이 가장 낮은 상태의 것을 말한다. 혈압은 육체적인 운동이나 심한 스트레스가 있을 때 올라가는데, 만성 고혈압은 휴식 중의 혈압을 측정하여 판정하게 된다휴식이라는 말은 수면 중이라든가 오랜 시간 조용히 앉아 있는 것이 아니라 단지 격렬한 운동을 하지 않은 상태를 말한다.

성인의 경우, 수축기 110과 이완기 70 정도의 수치라면 양호한 상태라고 할 수 있다. 정상 범위의 혈압은 수축기 140 이하와 이완기 85 이하의 수치이다. 수축기의 압력이 140~150 범위에 있고 이완기의 압력이 85~89의 범위에 있으면 정상이지만 다소 높다는 판정을 받는다. 또 150과 90 이상이면 고혈압으로 판정 받지만, 나이가 많은 경우에는 이 정도의 수치도 정상으로 판정되기도 한다.

외부적으로 아무런 사전 증상을 나타내지 않고 은밀하게 다가

오지만 그 결과는 매우 심각해서 "은밀한 살인자"라고 알려져 있는 고혈압은 서구 사회에서 조기 사망의 주요 원인으로 손꼽히고 있다. 매년 약 200만 명에 가까운 사람들이 고혈압 판정을 받지만, 대다수의 경우 다른 질병과는 관련이 없다. 미국 성인 인구의 약 25%에 해당하는 사람들을 위협하는 고혈압, 이 고혈압을 해결하는 유일한 방법은 예방이다. 건전한 생활습관, 즉 적당한 체중을 유지하고, 규칙적인 운동, 스트레스 관리 등이 당신이 할 수 있는 가장 좋은 예방법인 것이다.

▶ 정말로 좋은 식품, 콩

고혈압을 유발하는 생활습관상의 위험 인자들은 관상동맥질환이나 다른 질병들에서와 마찬가지이다. 게다가 고혈압 자체가 심혈관질환을 일으키는 위험 요소이기 때문에 두 질환을 예방하는 지침은 서로 비슷하다. 콩 식품이 흡연이나 무절제한 생활습관 등의 위험 인자를 줄여 주는 역할은 못하지만, 심혈관질환을 개선시켜 주는 유익한 식사 패턴을 제공해 준다. 한편, 동물성 식품을 주로 섭취하는 사람들에 비해 채식주의자들의 경우 대체로 혈압이 낮은 경향이 있다. 이 사실만으로도 고혈압을 예방하고 치료하는 중요한 단서가 되는 것이다. 비만과 고혈압을 연결하여 보면 콩은 정말로 훌륭한 식품이다. 일본의 과학자들은 발효 콩 식품인 낫토나 간장에, 혈압 높이는 앤지오텐신Angiotensin을 만들어 내는 효소

121

Angiotensin，변환 효소의 기능을 방해하는 항 고혈압 펩타이드(특정 배열의 아미노산 사슬)가 함유되어 있다고 밝힌 바 있다. 그러나 놀라운 사실은 표준 처방에 사용되는 많은 약품들이 이 효소의 기능을 막으려 한다는 것이다. 혈압을 조절하도록 자연계가 제공한 콩을 이용하지 않고 합성 약품부터 찾을 필요가 있는지 생각해 볼 일이다.

혈압을 조절하는 데 있어 콩 단백질의 아미노산 조성이 중요한 요소라는 것은 아마도 칼슘 보존 효과 때문인 듯하다. 콩 단백질에는 함황 아미노산이 적기 때문에 콩팥을 통한 염분의 배출을 감소시켜 칼슘의 손실을 막아 준다. 칼슘은 잘 알려져 있다시피 신체의 뼈와 치아를 구성하며 유지하는 데 중요한 무기질인 동시에 혈압을 조절하는 역할을 맡고 있다. 경증이나 중간 정도의 고혈압의 경우, 식사에 적절한 양의 칼슘을 첨가하면 혈압이 약간은 확실하게 낮아진다는 연구 결과도 있다. 또 칼슘 보충제를 섭취함으로써 혈중 콜레스테롤과 중성 지질을 감소시킬 수도 있을 것이다.

▶ 고마운 단백질원, 콩

서구 국가들의 대중 잡지, 신문 및 소비자 관련 책자들에는 조기 사망의 원인이자 가장 치사율이 높은 심혈관질환에 대한 특집 기사가 많이 실리고 있다. 이러한 책자에는 콩의 건강상 이점들 또한 자주 발표되고 있다. 그러나 일반 대중의 경우 효과를 볼 수 있을 만큼의 콩 성분을 섭취하여 건강을 유지하기란 실질적으로

122

어려운 일이다. 이에 필자는 이러한 심장질환을 예방하고 치료하는 첫 번째 선택 사항으로 영양 보충제를 선택하는 것이 현명하다고 생각한다.

동물성 단백질 섭취를 피하라고 강조하던 것에서 이제는 식물성 단백질의 섭취를 권장하고 있으며, 그중에서도 콩 단백질이 생태학적으로도 올바른 단백질원일 뿐만 아니라 건강상으로도 많은 유익한 효과를 나타낸다는 사실은 이제 분명해지고 있다.

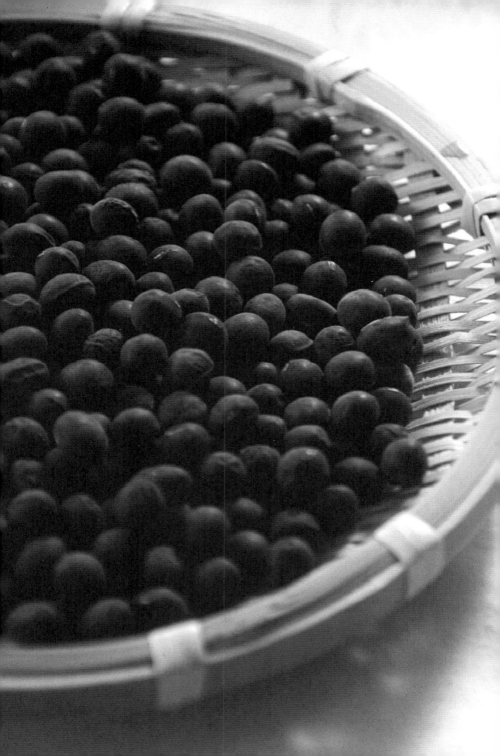

체중과의 전쟁, 무기는 콩!

The Soy Revolution

「다이어트는
효과가 없다」

오늘날 일부에서 유행되는 이 말은 다이어트 경험자들의 실제 경험을 표현한 것이다. 그러나 유감스럽게도 이 말이 완벽하게 맞는 것은 아니다. 실제로 많은 체중을 감량하려는 다이어트는 일부 사람들에게 전혀 효과가 없다. 다이어트의 가장 중요한 사항은 「무엇을 먹을 것인가」와 「문제 및 해결책을 제시」하는 것이다. 일반적으로 너무 많이 먹으면 당연히 살이 찌게 되며, 충분히 먹지 않으면 날씬해지는 것이다. 「음식 등을 통한 에너지 흡수는 운동이나 신체 대사 등을 통한 에너지 배출과 균형을 이루어야 한다」라고 생각해 볼 수도 있다. 물론 이것이 전부는 아니지만 많은 돌팔이 의사나 협잡꾼들은 오랫동안 인정받아 온, 이렇게 중요한 열역학적 개념을 거부하는 경향이 있다.

표5 비만에 따르는 각종 증상과 위험도

포도당 내성*	임신 장애
당뇨병*	수술 장애
고혈압*	신장질환
고 콜레스테롤 혈증*	통풍
심장계질환(동맥경화, 심장 발작)	성 기능 장애(Infertility)
심폐질환(만성 폐질환)	관절염*
뇌혈관질환, 중풍*	조기 사망
암(유방암, 자궁암, 대장암, 전립선암)	심리적 문제 (자신감 결여 등)
담석증*	사회적 문제 (직장 생활, 교육, 결혼, 생활 부적응 등)

※*표는 콩 식품에 의해 치료 가능

▶ 비만과 과체중

정확하게 비만을 정의하기는 어렵지만, 비만은 의학적인 문제로서 「정상 체중을 20% 이상 초과한 것」이라 정의하고 있다. 이러한 정의에 따르면 미국인의 약 25% 정도가 비만인 셈이다.

더욱 놀라운 것은 세 명 중의 한 명은 의학적으로 위험한 정도의 과체중에 해당된다는 점이다. 비만의 위험성에 대한 일반인의 인식이 높아짐에 따라 과체중인 사람들도 점차 건강에 대하여 걱정을 하는 편이다. 표5에는 이러한 과체중이나 비만이 영향을 주는 질병들을 예시하였다. 이중 몇 가지 질환은 이 책에서 거론되는 것인데, 그 이유는 콩 식품이 이러한 질환 예방 프로그램의 한 부분으로 효과적인 것은 물론, 여러 가지 문제의 체중 조절 계획에 현저한 효과를 내는 기적적 식품이기 때문이다. 그러므로 다른 장에서 설명한 내용들도 비만과 건강에 대해 관계가 있다는 것을 독자들에게 강조하고 싶다.

▶ 지나치게 살이 찐 사람

바람직한 체중보다 50% 내지 100% 이상 초과되는 병적 비만인 경우는 매우 심각하다. 이런 환자들은 미국에만도 엄청나게 많다. 20세부터 79세 사이의 사람들 중 약 2백만 정도의 사람들이 이러한 병적 비만증을 앓고 있는 것이다. 극심한 비만일 경우, 의학적인 합병증이 불가피하게 되어 생명의 위험이 따른다. 즉 심장질환, 당뇨, 신부전, 동맥경화 및 다른 만성질환들이 동반되는 것이다.

병적인 비만은 제쳐놓고라도, 많은 어른들은 물론, 어린이와 청소년에게서 비만과 과체중이 증가하고 있다는 사실은 실로 염려되는 부분이 아닐 수 없는데, 이는 표5에 나타난 퇴행성질환들이 함께 진행되기 때문이다. 건강을 염두에 두고 사는 사람들은 정상적인 체중을 유지하는 것이 일종의 향후 질병에 대한 보험 가입과 같다는 생각을 지니고 있다. 그러나 문제는 「과연 정상적인 체중이란 무엇인가?」이다. 건강한 체중의 범위란 넓기 때문에 간단히 답할 수 없다. 많은 사람들이 자신의 건강을 저울 눈금에 맞추듯 평가받기를 싫어하지만, 공인 신장 체중 대비 표는 유익한 정보를 제공하고 있다표6 참조.

이상적인 체중과 체형의 기준이 있다는 생각은 개인에게 어떤 목표를 달성하도록 애쓰게 하는 효과도 있지만, 체중 조절에 실패한 경우 자포자기 상태가 되게 하는 부작용도 따른다. 필자는 비만한 사람이 어떤 형태로든지 체중을 줄인다면 건강상 위험도 역시

128

줄어들기 때문에 유리하다고 생각한다. 따라서 만약 지속적으로 체중이 감소되는 상태를 유지하려면, 설령 아주 약간의 체중이 감소했다 하더라도 자신에게 상을 주는 심리적 훈련이 필요하며, 감소를 위한 식단에 익숙해지도록 노력하는 것이 중요하다. 그렇다고 해서 유명 모델인 케이트 모스Kate Moss와 같은 몸매를 꿈꾸는 과체중의 사람이 있다면, 상당한 실망을 감수해야 하겠지만 말이다.

▶ 당신의 비만은 애플형 또는 서양배형?

최근에는 체지방의 분포에 상당한 관심이 집중되고 있다. 체지방 분포를 알기 위해서는, 허리의 최소 둘레와 둔부의 최대 둘레를 측정하여 나눈 값허리 대 둔부 비율을 알아야 한다. 이것으로 체지방이 상체 부분, 또는 하체 부분에 치중되어 있는지를 구분하는 것이다. 일반적으로 체지방이 목 뒷부분, 어깨 부근, 복부 안쪽에 상체 부분에 치중되어 있는 사람들은, 둔부와 허벅지에 치중되어 있는 사람들에 비하여 심장질환, 고혈압, 당뇨 및 일부 암들의 위험도가 높은 편이다. 몇 년 전에는 사과 모양의 「애플형 비만」의 여성이 「서양배 모양」의 여성에 비하여 심장질환의 위험도가 높다고 발표되기도 하였다. 이 말은 상체 지방과 하체 지방을 구분하여 설명하는 데 의학적 용어와 같은 의미를 표현해 주고 있다.

한번 쳐다보기만 해도 「어떤 과일 형태인가?」는 대부분 쉽게 알 수 있다. 그러나 좀 더 확실하게 알고 싶다면, 간단히 최소 허리둘

표6-1 남성의 키와 체중표(메트로폴리탄 생명보험회사 제공, 1996)

키(ft/in)	체중(ibs)		
	소형	중형	대형
5'2"	128-134	131-141	138-150
5'3"	130-136	133-141	140-153
5'4"	132-138	133-143	142-156
5'5"	134-140	135-145	144-160
5'6"	136-142	137-148	146-164
5'7"	138-145	142-154	149-168
5'8"	140-148	145-157	152-172
5'9"	142-151	148-160	155-176
5'10"	144-154	151-163	158-180
5'11"	146-157	154-166	161-184
6'0"	149-160	157-170	164-188
6'1"	152-164	160-174	168-192
6'2"	155-168	164-178	172-197
6'3"	158-172	167-182	176-202
6'4"	162-176	171-187	181-207

레와 최대 둔부 둘레를 측정하기만 하면 된다. 그리고 수치를 나누어 가슴 : 둔부 비율을 계산해 보자. 그 나눈 값이 0.75 이하이면 「배 모양」이고, 0.80 이상이면 「애플 모양」의 범주에 포함시킬 수 있다.

그러나 이러한 체지방 함량과 분포를 측정할 때는 남성과 여성의 생리적인 차이점을 항상 고려하여야 한다. 자연의 설계에 따라 건강한 여성은 건강한 남성에 비하여 체지방의 함량이 높다. 예를 들어, 최근 상체 부위의 근육을 보강하는 웨이트 트레이닝에 몰

표6-2 여성의 키와 체중표(메트로폴리탄 생명보험회사 제공, 1996)

키(ft/in)	체중(ibs)		
	소형	중형	대형
4'10"	102–111	109–121	118–131
4'11"	103–113	111–123	120–124
5'0"	104–115	113–126	122–137
5'1"	106–118	115–129	125–140
5'2"	108–121	118–132	128–143
5'3"	111–124	121–135	131–147
5'4"	114–127	124–138	134–151
5'5"	117–130	127–141	137–155
5'6"	120–133	130–144	140–159
5'7"	123–136	133–147	143–163
5'8"	126–139	136–150	146–167
5'9"	129–142	139–153	149–170
5'10"	132–145	142–156	152–173
5'11"	135–148	145–159	155–176
6'0"	138–151	148–162	158–179

※체중은 25~29세 연령층의 건강한 미국 성인을 기준으로 실내용 의복 착용 측정치이며(남성 5파운드, 여성 3파운드), 1인치 높이의 신발 착용 기준임(역자 주 : 1in=2.54cm, 1ft=30.48cm, 1lb=453.6g)

두하는 여성의 숫자가 증가하고 있다는 것이 그 사실을 입증해 주고 있다. 이러한 운동은 근력을 향상시켜 줄 뿐만 아니라 지방 조직을 줄여 주는 데 도움이 된다. 그러나 여성에게 적절한 양의 체지방이 부족하게 되면 생리가 중지되고 임신을 하는 데 문제가 될 수도 있다.

▶ 이렇게 비만이 많아진 이유

일반적으로 비만의 원인은 몇 가지 범주로 나눌 수 있다. 그중 하나는 유전적 요인이다. 전체 어린이의 약 25% 정도가 과체중인데, 대개 그들의 부모들이 과체중인 경우가 많다. 물론 어린이 비만에는 식습관이나 행동 패턴 등의 다른 요인들도 있지만, 일부 어린이에겐 유전적으로 비만이 되기 쉬운 소인들이 있는 것이다. 그러나 유전적인 소인이 있다고 해서 반드시 비만이 되는 것은 아니며, 또한 비만을 조절할 수 없다는 말도 물론 아니다.

당연한 일이지만, 체중을 증가시키는 것은 잘못된 식습관과 식사 패턴 등이다. 많은 가정의 주요 식품 소재들은 지방이나 당분이 가득한 것들이 대부분이다. 더구나 달고 기름진 디저트와 스낵 식품을 끝없이 먹도록 유혹하는 텔레비전 광고와 여러 매체 광고에 면역되어 있지 않은 사람은 거의 없을 것이다. 수백 가지 맛의 저렴한 것들이 줄지어 있다. 또한 바쁜 현대인들의 생활을 위한 인스턴트 편의 식품이 슈퍼마켓에 등장하면서부터 어른 아이 할 것 없이 어린 시절부터 맛 들여 온 입맛을 도저히 바꿀 수 없게 되었다. 서구의 많은 사람들 특히 젊은 사람들의 경우, 음식에 포함된 지방의 맛에 길들여져 왔다. 지방의 맛은 너무도 강하고 매혹적이어서 수십 년 동안 편의 식품의 매출을 이끌어 왔다. 지방이 풍부한 식품은 맛이 있고 만족감을 주므로 이러한 유혹을 거부하기란 정말 어렵다. 특히 어린 시기에 길들여진 입맛을 바꾼다는 것은 무척 힘든 일이다.

▶ 체중 증가, 감소 그리고 다시 증가

　다이어트의 「요요 현상」이란 체중 감량 후 다시 체중이 늘어나는 일이 만족되면서 점점 비만도가 높아지는 것으로서, 이는 건강에 중대한 위험을 가져올 수 있다고 생각된다. 하루 섭취량 1,200 kcal 이하의 다이어트를 하는 중에도 체중이 늘어나는 것을 경험한 남성들과 여성들은 다이어트를 끝내고 정상적인 식사를 하면 곧 체중이 다시 늘어나게 된다. 칼로리 제한을 하는 중에도 늘어나는 것은 신체 대사가 저칼로리 식사에 대해 적응하기 때문이다. 이러한 적응 현상은 빠르게 원위치로 돌아오지 못한다. 그러므로 원하는 체중에 도달하였을 때 아니면, 다이어트를 중단했을 때 대사 기능은 저칼로리 상태로 적응한 채로 유지되는 것이다. 당연하게도 체중은 다시 늘어나고, 이러한 요요 현상으로 인해 일부 사람들은 체중 감량이란 전혀 이루어질 수 없는 명제라고 결론짓는다. 그러나 다이어트 중에 행동 패턴을 변화시켜 요요 현상을 극복한 사람들이야말로 「체중 감소는 장기간에 걸쳐 서서히 진행시켜야 한다」는 것을 이해한 사람들이다.

　필자는 이상 체중이라는 개념 자체를 일반적인 원리로 받아들이고 싶지는 않다. 비만의 경력이 있는 사람들은 소위 이상 체중에 도달해 본 적이 없다. 따라서 건전하고 타당한 절충안으로 건강한 체중 범위라는 개념을 도입하는 것이 바람직하다고 생각한다. 이러한 생각은 참으로 중요하다. 왜냐하면 과체중인 사람이 스스로 실현 불가능한 목표를 설정하게 되면, 적절한 체중 감량은 결코 이룰 수 없기 때문이다. 상당 기간 동안 이상적인 체중보다 20% 과체중이었던 사람이 패션모델과 같은 체중을 목표로 한다면 스스로 패배감만 쌓이게 될 것이다.

▶ 콩과 체중 감소

비만이란 전 세계적으로 발생하는 문제는 아니다. 7개국 남성들의 식습관과 비만도를 조사한 결과, 일본 남성들이 다른 나라 사람들보다 훨씬 비만도가 낮다는 것이 밝혀졌다표7 참조.

그러나 일본인의 식사가 일반적으로 「식물성 위주」이며 지방이 적다는 것을 보면 결코 우연이 아니다. 보다 구체적으로 이야기 하자면 그들은 콩 식품과 식이섬유를 상당량 섭취하고 있는 것이다.

운동이나 또는 약물 처방과 병행하여, 아니면 단독으로라도 식사 습관을 영구히 변화시켜 주는 것이 어떠한 체중 감량 프로그램

표7 7개국 남성의 비만 및 과체중 정도(인구별 %)

국가	과체중	비만
이탈리아	33	28
미국	32	63
유고	19	63
핀란드	15	14
네덜란드	13	32
그리스	11	11
일본	2	2

※참고문헌 : Keys(1970)

134

이건 가장 중요한 기초가 되는데, 이것이야말로 최소한 오래 지속할 수 있는 기회를 제공하는 것이다. 이에 필자는 콩이야말로 저칼로리, 저지방 및 영양가 높은 식품원으로서 최적의 식품이라는 것을 재차 강조하고 있다.

체중을 줄이고 이상적인 체중을 계속 유지하기 위해서, 필자는 건강관리 전문가의 지도하에 실시할 수 있는 다음의 몇 가지 총체적 접근 방법을 제시하고자 한다.

콩을 포함한 식물성 위주의 식단

콩에 포함된 단백질은 유제품 등 동물성 단백질의 대용품으로 매우 훌륭한 것이다. 여러 콩 제품은 비교적 지방이 적은데, 제조 공정에 따라 지방 함량을 더 낮춘 제품도 있다. 예를 들면, 저지방 두유나 두부 등으로, 건강식품 상점이나 몇몇 대형 슈퍼마켓에서 구할 수 있다.

또한 콩에 들어 있는 지방은 오메가3 및 오메가6 지방산으로 구성되어 있어 건강에 유익하다. 질감이 향상된 식물성 단백질도 개발되어 육류나 가금류의 고기 대용품으로 쉽게 구할 수 있다. 즉 콩은 유익한 성분이 충분하면서 포만감을 주는, 정말로 완벽한 다이어트 식품인 것이다.

관리 가능하며 체력을 벗어나지 않는 운동 프로그램

걷기 프로그램은 누구나 할 수 있는 것이다. 걷는 속도나 거리를 점차 늘리는 방법 등을 자세히 기록한 비디오테이프나 책자를 참고하면 많은 도움이 된다. 만약 어느 정도의 체중만 줄이고자 한다면, 별다른 지침이 필요하지는 않다. 그러나 비만한 사람의 경우에는 운동 전문 지도자의 협력을 받으면서 의사의 도움을 받아야 한다. 과체중인 대부분의 사람들은 헬스클럽이나 공공장소에서 쉽사리 운동하려고 하지 않는다. 하지만 다행히도 운동이란 집에서 혼자 할 수도 있는 것이다.

심리적 동기 부여

의지가 약하여 중도에 포기한 경험이 많은 비만인에게 특히 강조되어야 할 부문이 바로 심리적 동기를 부여하는 일이다. 필자는 대부분의 과체중인 남성과 여성들이 생산적이고 충만한 삶을 살고 있다고 믿으며, 대체적으로 그러한 체중의 문제로 대가를 치르는 것을 감수하고 있다고 생각한다. 심리적인 상담은 개별 또는 집단으로 실시되기도 하는데 절대로 간과되어서는 안 되는 중요한 요소이다. 동기 부여 방식은 식습관을 바꾸는 데 매우 중요한 방법이기 때문이다.

일단 원하는 체중으로 감량된 이후에 다시 체중이 증가하기 않기 위하여, 식사 행동과 음식에 대한 태도를 개선하는 것이 절대적으로 긴요한 사항이다. 이것은 단순히 일시적인 감량이 아니고, 비만으로부터 완전한 탈출을 보장하기 위한 프로그램의 가장 결정적인 단계이다. 영양과 생활 특성의 변화 프로그램의 한 부분으로 행동 개선의 원리를 인식해야 한다는 것 또한 중요하다.

영양 교육

지속적인 식단 변화를 위해 매우 중요한 사항이다. 엄격한 채식주의자가 되기 위해서까지는 아니라도, 평소 콩이나 다른 식물성 식품이 풍부한 식단을 쉽게 섭취하기 위해서는 새로운 요리법과 먹는 법을 배워야 한다. 사실 가족 모두에게 적절한 것은 저지방식이겠지만, 이것은 불가능하다면 다른 가족과 분리, 별도의 저지방식을 섭취할 필요가 있다. 많은 경우 이런 방법이 어렵다는 것은 알지만, 오랫동안 꾸준히 지속하면 반드시 효과가 있다. 또 한 가지 중요한 사항은, 체중을 줄이기 위해 하루에 1,200kcal 이하로 먹어서는 안 된다는 것이다. 왜냐하면 이것은 신체의 유지를 위해 요구되는 최소 열량기초대사량이기 때문이다.

현재 식품의 칼로리를 재는 것은 무게나 부피 등을 측정하는 것처럼 일반화되어 있지 않지만, 과도한 지방을 줄이는 것이 총 칼로리를 줄이는 첫 번째 단계임은 두말할 필요도 없다.

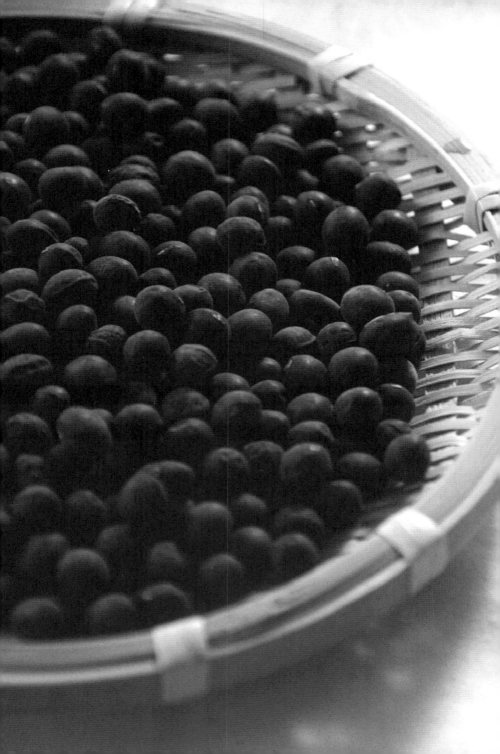

콩과
당뇨병

The
Soy Revolution

×

당뇨병은
그 원인이
잘 알려져 있지 않은,
서구 사회에 만연하는
퇴행성질환이다.

    당뇨병의 발생 원인을 이해하는 관건은 췌장에서 생산되는 호르몬인 인슐린의 역할을 이해하는 것이다. 인슐린은 포도당을 각 세포로 전달하는 데는 물론, 이를 저장하는 간이나 지방 세포로 포도당을 전달하는 데 있어서 중요한 물질이다. 포도당은 신체의 모든 세포의 에너지원이기 때문에 전달되지 않으면 중대한 결과를 초래한다. 췌장이 인슐린을 충분하게 생산하지 못하거나 또는 전혀 생산하지 못할 경우에는 혈당이 높아지게 된다. 인슐린이 없으면 신체는 포도당을 사용할 수 없게 되는데, 이는 신체의 세포에서 에너지원을 제거해 버린다는 것이다. 신체가 포도당을 이용하는 데 있어 인슐린은 꼭 필요한 것이며, 이것이 결핍되면 「포도당 내성」이 생긴다. 즉 피로, 극심한 갈증, 잦은 소변 등 당뇨병의 공통적인 증상들이 따른다. 또 시력의 저하, 잦은 요도 감염 및 여성의 경우 질의 효모 감염이 재발하는 등의 증상 역시 당뇨병의 신호이다.

140

당뇨병에는 두 가지 종류가 있다. 제1형 당뇨병은 어린 나이에 시작되는 당뇨병으로 인슐린 의존형이다. 이 경우에는 췌장이 있는 인슐린 분비 세포가 파괴되어 다른 형식으로 호르몬을 공급 받아야 한다. 일부 당뇨병 환자는 신체에 심각한 대사 이상이 생겨, 점차 혼수상태에 빠져 죽게 되는 경우도 발생한다. 제1형 당뇨병은 췌장에서 인슐린을 분비하는 랑게한스 섬의 세포가 바이러스 감염 등으로 인한 자가 면역 현상으로 파괴되어 발생한다고 한다. 그러므로 제1형 당뇨병의 발병은 신속하게 진행되는 것이 보통이며 돌이킬 수 없다. 당뇨 환자에게 있어 적절한 식이요법은 더 이상의 합병증을 예방하고, 전반적인 건강을 위하여 중요한 일이다.

한편 제2형 당뇨병은 제1형보다 더 흔한 퇴행성질환으로 인슐린의 생산이 점차 줄어들거나 인슐린에 반응하는 수용체가 인슐린 호르몬에 더 이상 반응하지 않아, 생산된 인슐린이 쓸모가 없어지는 경우에 발생한다. 수용체가 기능 불능이면 인슐린도 세포에 작용할 수 없는 것이다. 비만은 제2형 당뇨병의 주요 위험 요소인데 과도한 체중을 지닌 경우, 특히 과도한 지방을 지닌 경우 신체의 인슐린 요구도가 높아지기 때문이다. 과체중인 경우 세포들은 인슐린에 대한 감도가 낮아지게 된다. 즉 인슐린은 충분히 만들어지지만 효과적으로 사용되지 못한다는 말이다. 대략 제2형 당뇨병 환자의 75% 정도가 과체중이다.

비만이나 당뇨병은 유전적인 영향을 받는다. 그러나 유전적으로 그러한 소인이 있다고 해서 반드시 발명한다는 것은 아니다. 또한 사전 예방을 통해 발명을 막을 수 있다. 예를 들어 과체중인 경우에 발생하기 쉬운 제2형 당뇨병은 정상 체중을 유지할 경우 회복되는 일도 있다. 비만과 관련된, 노후에 발병하는 당뇨병을 조절하는 데는 체중을 줄이는 것이 가장 중요한 사항이다. 제2형 당뇨병의 경우도 역시 식단을 조정하고 생활습관을 개선하면 회복될 수 있다.

특히 제2형 당뇨병은 노후에 발생하는 것으로, 제1형과는 달리 노인들에게 발병하며 일반적으로 천천히 진행된다. 제2형 당뇨병은 유전적인 소인에 따라 발병되기도 하지만, 의심의 여지없이 식생활 습관이나 비만 등 생활 형태의 차이에 따라서도 영향을 받는다. 다행스럽게도 주의 깊게 식이요법을 잘 지킨다면 당뇨병을 조절할 수 있고, 잘하면 병세가 나아지기도 한다. 제2형 당뇨병은 체중 감량이나 다이어트로 조절될 수도 있으며, 인슐린과 같은 약물 치료가 병을 관리하는 필수 요건이 될 때도 있다.

과거, 당뇨병은 다른 지역에서는 그다지 많지 않았으나, 최근에는 제3국의 여러 나라에서도 식사 형태의 변화와 더불어 증가하는 경향을 보이고 있다.

▶ 당뇨병의 발견

제2형의 당뇨병은 초기에는 전혀 증상이 나타나지 않는 것이 보통이며, 정기적인 신체검사에서 발견되는 경우가 많다. 대부분의 경우 심각한 증상을 보이지 않는 것이다. 그러나 증상이 전혀 나타나지 않더라도, 당뇨병은 신체의 많은 장기에, 특히 심장과 심혈관 계통에 오랜 기간에 걸쳐 손상을 입힐 수 있다. 또한 당뇨병은 빛에 반응하는 망막 주변의 혈관 증식을 유발하여 망막에 손상을 주기 때문에 상당히 위협적이다. 당뇨병의 통상적인 합병증인 동맥경화는 말초혈관의 혈류를 감소시킨다. 또한 당뇨병 환자는 말초 신경의 손상신경병을 입기 쉬운데, 이 역시 당뇨병의 전형적인 합병증이다. 말초혈관의 순환 불량과 말초신경의 감각 손상 등으로 인해 발 등에 궤양을 일으키기 쉬워 발가락을 잃기도 한다.

▶ 부적절한 식단의 등장

일부 학자에 의하면 당뇨병은 인류 역사상 가장 오래된 영양 결핍 증상이라고 여겨진다. 의사들은 지난 100년 동안, 당뇨병의 원인은 말 그대로 섬유질이 적은, 정제된 음식에 기인한 것이라고 의심해 왔다. 당뇨병은 서구화의 영향으로 생겨난 병이라고 해도 전혀 과장이 아닐 것이다. 오랜 시간에 걸쳐, 가공되지 않은 상태의 곡류 · 콩류 등의 곡식들이 점차 정제되었으며, 설탕이 풍부하고 지방이 첨가된 식품 및 육류와 가금류를 포함한 음식들로 바뀌어졌다. 오늘날의 서구 사회는 이제 가난하건 부유하건 이러한 음식들을 섭취하게 되었고, 이에 따라 모든 사람들이 당뇨병에 걸릴 위험성을 내포하고 있는 것이다.

당뇨병은 심각한 질환이며 관리하기 어려운 병이다. 당뇨병은 미국에서 일곱 번째로 사망률이 높은 병이다. 그러나 7위라는 것도 신빙성이 없는 것이, 당뇨병이 신장질환이나 심혈관질환과 심장 발작 등을 일으키는 원인이기도 한 까닭이다. 게다가 서구 사회에서 뒤늦게 실명하게 되는 증상의 원인도 대부분 당뇨병이다. 달리 말하자면, 당뇨병은 인체의 지극히 중요한 체계나 장기 등에 생명을 위협할 정도의 심각한 손상을 입히는 병인 것이다. 당뇨병에 대한 지식이 꽤 확대되었음에도 불구하고, 당뇨병에 걸린 사람들의 수명은 당뇨병에 걸리지 않은 사람에 비하여 상당히 낮은 것이 사실이다. 그러나 필자의 생각으로는 콩을 이용해 이러한 상태를 개선할 수 있다고 생각한다. 물론 의학적인 처방이 중요하며, 당뇨 환자들은 주치의의 처방을 조심스럽게 따르는 것이 일반적이지만, 식이 변화와 더불어 여러 가지 자기 관리 방법들이 아직도 당뇨병을 예방하는 데 중요하며, 또한 발병 이후의 건강관리에도 가장 뛰어난 방법이라고 생각한다. 당뇨병은 부지런한 자기 관리를 통해서만 개선되는 대표적인 질병이다. 필자는 콩 식품이 당뇨병의 예방과 치료에 중요한 이점을 제공, 당뇨병 환자의 건강을 개선시키는 데 큰 기여를 할 수 있는 가장 단순하면서도 간과되고 있는 방법 중 하나라고 믿는다.

▶ 탄수화물과 당뇨병

당뇨병 환자들은 모든 탄수화물이 똑같은 가치를 지니고 있지 않다는 사실에 대해서 초점을 맞춰야 한다. 정제된 탄수화물은 빠르게 소화, 포도당으로 전환되어 혈액으로 곧바로 들어가게 된다. 이에 따라 췌장은 인슐린을 분비하여 포도당을 세포로 전달하는 역할을 수행한다. 그러나 인슐린이 부족한 경우에는 혈당이 비정상적으로 높아지게 되며, 그럼에도 불구하고 각 세포는 에너지 부족을 겪게 된다. 그러므로 칼로리의 대부분은 복합 탄수화물로부터 얻는 것은 정제된 단순 탄수화물로부터 얻는 것과 비교해 볼 때 무척 중요하다.

일반적으로 단순 탄수화물은 고도로 정제된 음식에 많이 포함되어 있으며 이 경우, 본래 포함되어 있던 천연 섬유질은 대부분 제거된 상태가 된다. 정도에 따라 다르지만 비타민이나 무기질 역시 정제 과정에서 제거되는 것이 보통이다. 상업적으로 가공된 식품들에는 설탕과 지방이 많고 섬유질은 낮은 게 보통인데 이러한 것은 쉽게 소화 · 흡수되어 포도당으로 전환, 혈당을 급격히 올라가게 만든다. 이는 포도당의 수준은 비정상적으로 높은 데 비해 혈액으로부터 포도당을 제거해 줄 인슐린이 부족하기 때문이다. 고혈당은 당뇨병이 생겼을 때, 그 증상 또는 결과로 나타나는 현상이다. 혈당이 낮은 상태에서 인슐린이 다량 분비되기도 하는데 저혈당, 이 경우가 훨씬 심각하고 위험한 것으로 혼수상태에 빠지기도 한다. 급격한 혈당의 변화는 심지어 건강한 사람의 경우에도 매우 나쁜 결과를 나타낸다. 단순당을 너무 빨리 섭취하여 혈당이 신속하게 상승하면 췌장은 단시간 내에 인슐린을 분비하기 위하여 지나치게 스트레스를 받게 된다. 간단히 말해서, 설탕이 많이 포함된 정제된 식품은 「췌장에 채찍질」을 하는 셈이며, 그 결과 기

145

능 부전이나 췌장 기능 상실을 가져오게 되는 것이다.

이와는 대조적으로, 정제되지 않은 곡류, 콩류, 신선한 채소와 과일들과 같은 복합 탄수화물은 서서히 소화되기 때문에 일정한 속도를 통해 혈액으로 흡수된다. 예를 들어 복합 탄수화물인 사과 한 개를 먹는 것보다는 단순 탄수화물이 많은 한 컵의 사과 주스를 먹는 것이 혈당의 수준에 커다란 변화를 주지 않아야 한다.

다행스러운 것은 복합 탄수화물이 많이 포함된 식품은 제2형 당뇨병을 도와주며 심지어는 회복시켜 주기도 한다는 사실이 명확히 밝혀졌다는 점이다. 오늘날 많은 성인 당뇨 환자들, 특히 식생활이 무절제했던 환자들의 경우 적절한 식사와 잘 계획된 운동 프로그램을 성실하게 실행하게 되면, 인슐린 주사나 경구 약을 복용하지 않아도 된다.

당뇨병에 있어 복합 탄수화물의 이점이나 섬유질의 역할은 당뇨병이 희귀하거나 전혀 발생하지 않는 사회를 관찰함으로써 얻어진 것이다. 예를 들어, 정제된 식품이 귀하고 섬유질 섭취량이 많은 나라에서는 당뇨병이란 거의 알려져 있지도 않은 병이다. 그러나 도시화되고 산업화된 지역에 사는 사람의 경우엔 정제된 식품을 섭취하는 식생활로 인해 쉽게 당뇨병에 걸리게 되는 것이다.

▶ 당뇨병을 위한 특별한 선물, 콩

콩에는 가용성 섬유질이 포함되어 있어 포도당이 혈액으로 들어가는 속도를 낮추고, 세포들을 인슐린에 민감하게 만들어 주기 때문에 세포에 포도당을 적절히 전달, 에너지를 공급하는 값진 기능을 지니고 있다. 콩의 가용성 섬유질은 인슐린 절약 효과를 나타내며 특히 식후 혈당을 완만하게 유지하도록 도와준다. 가용성 섬유질은 다른 액체 성분들과 겔을 형성하여 포도당이 흡수되어 혈액으로 전달되는 속도를 늦추어 주는 것이다. 특히 콩과류, 사과와 같은 과일들에 가용성 섬유질이 있다. 또 귀리나 보리와 같은 여러 가지 식물에도 가용성 섬유질이 포함되어 있어 이들 역시 혈당 조절을 도와 줄 수 있다.

필자 개인적으로 콩에 대하여 관심을 갖게 된 것은 「신체의 포도당 흡수 과정에서의 겔Gel상 섬유질가용성 섬유질의 효과」에 대한 연구를 통해서였다. 스코틀랜드 에든버러 대학교의 의과대학에 재직하고 있을 당시, 동료들과 겔상 섬유질이 신체에서의 포도당의 흡수에 미치는 영향에 대하여 연구한 적이 있다. 1979년 〈Lancet〉에 발표된 이 연구 결과는, 구아검Guar gum이나 펙틴Pectin과 같은 겔상 섬유질이 위장을 비우는 속도를 늦추어 주기 때문에, 포도당의 흡수가 가장 크게 일어나는 소장으로 소화된 음식물이 전달되는 것을 느리게 해 준다는 내용이다. 결국 겔상 섬유질은 식사 후 포도당의 흡수 속도를 낮추어 혈당이 서서히 올라가도록 해주는 능력이 있다는 것이다. 이어진 연구에서 여러 가지 과일, 채소 및 콩을 포함한 식물 등에서 발견되는 겔상 섬유질 모두가 이러한 효과를 나타낸다는 사실이 확인되었다. 콩 섬유질과 다른 식물성 섬유질은 식후 급격한 혈당의 상승을 막아 주기 때문에 당뇨 환자들의 혈당 조절에 많은 기여를 하는 것이다.

비만한 제2형 당뇨병 환자에 대한 연구 결과, 콩 섬유질이 혈당을 조절해 준다는 사실이 1987년 〈American Journal of Clinical Nutrition〉에 발표되었다. 우선 환자에게 콩 섬유질이 포함되어 있지 않은 음식을 제공하고 혈당을 조사하였다. 그 결과 당뇨 환자의 특유한 현상인 혈당이 급격하게 상승하였으며, 여러 시간 고혈당을 유지하였다. 그러나 같은 환자에게 10g의 콩 섬유질을 첨가한 동일한 식사를 제공한 결과, 혈당이 빠른 시간 내에 정상으로 돌아왔던 것이다. 다른 연구에서도 똑같은 결과가 관찰되었다.

한 임상 연구에서는 콩 섬유질과 쌀겨나 채소 등에서 발견되는 섬유소가 혈당에 미치는 효과를 비교하였는데, 섬유소를 섭취한 참가자에 비하여 콩 섬유질을 섭취한 사람들의 혈당치가 3시간 동안 더 낮게 유지되었다고 한다.

게다가 콩 섬유질은 포만감과 만족감을 증진시켜 주므로 체중 감량이 필수적인 비만한 당뇨병 환자에게 더욱 요긴하다. 다이어트를 해 본 사람들은 잘 알겠지만, 다이어트란 항상 배고픈 느낌을 참기 어렵고, 섭취량을 줄인 일정 기간이 지나면 다시 과식을 하게 된다. 당뇨병 환자의 경우, 이와 같은 과식에 뒤따르는 허탈감의 반복을 안전하게 이겨내기 어렵다. 조심스러운 계획과 원칙을 따르는 식사를 하지 않으면서도 포도당과 인슐린의 균형을 잡는 것은 불가능하다. 그러므로 식습관을 바꾸어야 하거나 체중을 감량해야 하는 사람에게 포만감을 주는 식품은 상당히 중요한 가치가 있는 것이다.

148

콩 단백질의 아미노산 조성을 살펴보면, 콩 식품이 포도당 흡수를 늦추어 주는 이유를 알 수 있다. 콩 단백질에는 글라이신과 아르기닌 두 가지의 아미노산이 많은데, 이것들은 혈중 인슐린 수치를 낮추는 효과가 있다. 혈중 인슐린이 낮으면 간에서 콜레스테롤의 합성을 감소시킨다. 이것은 종종 고콜레스테롤 혈증으로 고생하는 당뇨 환자들에게는 매우 필요한 일이다. 그러나 이와는 대조적으로 동물성 단백질에는 이 두 가지 아미노산이 적은 반면 라이신이 풍부하다. 라이신은 인슐린 수치를 높여 주는 경향이 있으며 결국 콜레스테롤의 합성을 촉진시키게 된다. 상당수의 의사들이나 영양사들은 당뇨 환자들에게 동물성 단백질 위주의 식단을 권장하거나 운동을 자주 하도록 권한다. 동시에 환자들은 칼로리 섭취를 줄이고 지방을 억제하라는 지시를 받는다. 콩을 중심으로 한 식물성 단백질 식단이야말로 이에 맞는 가장 좋은 것임에도 불구하고 의사들은 아직 이것을 권하고 있지 않은 실정이다. 그러나 콩의 가치를 잘 알고 있는 필자로서는 이러한 현상을 이해할 수 없다.

▶ 당뇨병의 또 다른 합병증과 콩

많은 당뇨 환자들은 비만, 고콜레스테롤 및 고혈압 등의 세 가지 문제에 부딪히게 된다. 혈당 조절에 도움을 주는 불용성 섬유질은 혈중 콜레스테롤을 낮추는 섬유질과 같은 형태로서, 심장질환의 위험성이 높은 당뇨 환자에게 바람직한 식품이다. 고혈중지질 증상은 당뇨 관리에 있어 합병증 중의 하나이며 동맥경화증은 당뇨병 환자들을 조기 사망케 한다. 이에 아이소플라본을 함유하고 있는 콩 단백질은 심혈관질환을 예방하고 치료하는 효과가 높아, 당뇨 환자에게 있어 매우 중요한 소재이다.

콩에는 콜레스테롤을 낮추는 효과가 있고, 그 밖에 레시틴이 함유되어 있어 당뇨 환자가 걸리기 쉬운 담석증을 예방한다고 알려져 있다. 게다가 당뇨 환자는 환자가 아닌 사람들과 마찬가지로 종종 소화기 계통의 질병을 앓는 경우가 많다. 당뇨병성 설사도 꽤 일반적인 질병으로, 내장의 자율신경 계통의 손상을 유발하는 데 깊은 관련이 있는 것으로 생각된다. 콩 식품에 포함된 가용성 섬유질은 장기간 당뇨병에 시달려 온 환자들이 고통받는 위장 장애를 도와준다. 혈당을 조절하는 데 매우 유익한 고섬유질 식품은 여러 가지 소화기 계통의 질환들을 예방하고 조절하는 데 효과적인 것이다.

당뇨병의 합병증 중 가장 무시무시한 것은 당뇨병성 망막증이다. 이는 망막의 모세혈관이 새로이 늘어나는 병으로서 출혈이 생기기도 한다. 당뇨병을 오래 앓게 되면, 망막의 표면에 아주 약한 새로운 혈관들이 생겨난다. 이러한 혈관들이 자라는 것을 당뇨병성 증식성 망막증이라고 한다. 이 혈관들이 눈 속에서 출혈을 일으키게 되면, 섬유 조직이 자라나 안구 내부의 겔상으로 퍼져 들어가게 된다. 그런데 콩의 아이소플라본은 항 혈관 신생 효과가 있어 당뇨병성 망막증을 막는 데 어느 정도 기여할 것으로 여겨진

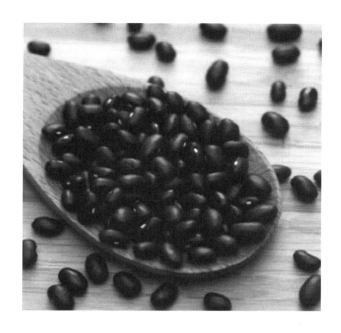

다. 콩의 이러한 효과에 대해서는 아직 광범위한 연구가 이루어지지 않았지만, 앞으로는 반드시 과학적인 연구를 해야 할 가치가 있다.

당뇨병 환자는 신부전의 위험도가 높다. 그러나 신장에는 동물성 단백질보다 콩 단백질이 다루기 쉽다는 사실을 아무도 이야기해 주지 않는다. 현재 미국 내의 새로운 신장 투석 환자의 절반가량에게서 당뇨병이나 고혈압 증세당뇨 환자는 고혈압의 위험이 높다가 나타나고 있는데, 최근의 연구에 의하면 콩 단백질을 적절히 섭취함으로써 이완기 혈압을 상당히 낮출 수 있으며 수축기 혈압도 어느 정도 낮출 수 있다고 보고되었다. 신장염 증세란 신장의 여과 기능이 손상을 입은 상태로서 발전하여 신부전이 되는 것이다. 신장염은 당뇨병의 잘 알려진 합병증이며, 신장에서 피를 걸러 소변을 만들어 내는 혈관 덩어리 조직인 사구체에 변화가 생기는 것을 말한다. 이를 당뇨병성 사구체 경화증이라고 한다. 임상 연구에 의하면, 특히 신장염 증세에는 동물성 단백질보다 콩 단백질이 더 효과적이라고 한다. 즉 당뇨병 환자이건 아니건 간에, 신장에 이상이 나타날 경우에 동물성 단백질을 피하고 콩 식품을 주요 단백질 공급원으로 바꾸는 것이 유익한 것이다.

다른 장에서도 콩이 당뇨병과 관련된 여러 가지 문제점을 예방하고 치료한다는 사실에 대해 논의할 것이다. 당뇨병은 매우 복잡하고 무서운 병이지만 필요한 경우 인슐린이나 경구약 복용을 잘 따르면 생명을 연장시킬 수 있고 목숨을 구할 수 있다. 특히 당뇨 환자가 자기 관리 계획에 콩 식품을 첨가한다면 긴요한 보탬이 될 것이다. 뿐만 아니라 콩을 이용한 식물성 단백질 중심의 식단을 선택한다면, 이러한 질병을 사전에 예방할 수 있다는 사실 역시 똑같이 중요한 사항이라 하겠다.

▶ 당뇨병에 의한 무력증과 사망

많은 서방국가에서 당뇨병으로 생활의 질이 떨어지고 조기 사망하게 되는 사람들이 약 2%나 된다는 사실은 참으로 안타까운 일이다. 당뇨병의 주요 합병증으로 인해 건강을 해치고 조기 사망하게 되는 것은 심혈관질환과 신부전 때문이다. 관상동맥질환과 고혈압 역시 당뇨병에서는 흔한 합병증인데, 식단에 콩을 첨가하게 되면 모두 상당히 개선될 수 있다. 아이소플라본을 함유한 콩 단백질은 많은 사람들의 혈중 콜레스테롤을 확실하게 낮추어 주며, 유사한 콩 식품들은 혈압을 낮추어 주는 것이다.

콩 단백질의 아미노산 조성으로 인해 콩 식품은 신장에 아주 편한 식품이 되며, 당뇨병성 신부전을 관리하는 데 크게 도움을 준다. 콩 식품이 신장 손상을 예방하는 효과는 콩이 당뇨병을 조절해 주기 때문인지, 혹은 병든 사구체에 항 혈관 신생 작용을 하기 때문인지는 아직도 밝혀지지 않은 연구 과제이다. 다만 아쉬운 것은, 콩이 당뇨병의 예방 및 치료에 강력한 무기가 될 수 있다는 사실이 아직도 제대로 평가받지 못하고 있다는 점이다.

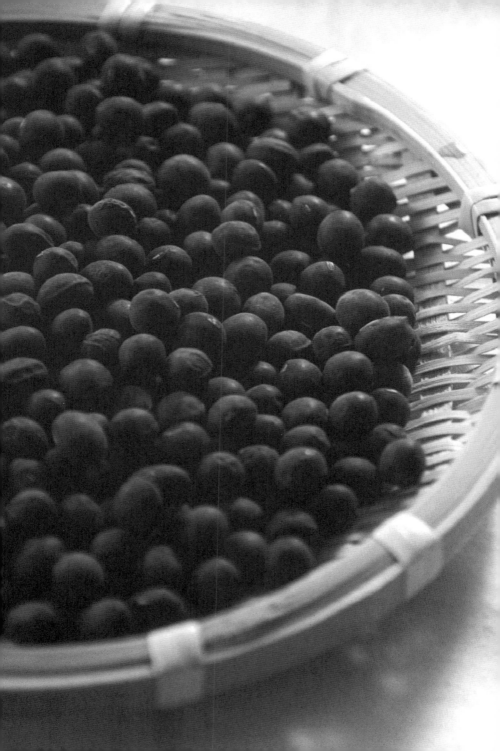

비뇨기관의
문제점들 :
신장과 전립선

The
Soy Revolution

신장은 매우 복잡하고도
중요한 인체의 여과 시스템이며,
그 임무는 혈액에서 불필요한
화학 물질을 여과하여
소변으로 배출하는 것이다.

신장 기능이 나빠지게 되면, 인체 내의 수분 균형을 잃게 된다. 통상적으로 신장은 하루에 170ℓ 정도의 혈액을 여과하며 그 밖에도 골수에서의 적혈구 생산을 조절하는 호르몬을 생산하며, 비타민D를 활성화시킨다. 또한 혈압을 조절하는 기능도 있어 신장 기능이 저하되면 고혈압 증상이 나타난다. 즉 고혈압은 신장 손상의 원인이기도 한 동시에 결과가 되기도 하는 것이다.

여과 과정은 인체의 체액 균형을 조절한다. 유감스럽지만 신장의 기능은 여러 가지 이유와 질병으로 인해 훼손된다. 신장 감염증은 흔한 것으로서 치료받지 않은 상태로 두면 신장에 심각한 손상을 입힌다. 신장이 손상되는 신장염의 경우, 과다한 양의 단백질이 소변으로 상실되어 신체의 조직에 부종을 일으키게 된다. 신장염은 이러한 부종이나, 단백뇨 및 고 콜레스테롤 혈증으로 알아볼 수 있다. 신부전은 여과 시스템이 막히거나 상처받아 심각하게 훼손되었을 때 나타나는데, 이 경우에는 화학적 폐기물이 혈액과 조직에 축적된다. 이러한 폐기물이 축적되면 신체의 대사 기능이 방해되어 심각한 상태가 된다.

신장 하나에는 대략 100만 개의 네프론Nephron이 있으며, 하나의 네프론은 하나의 사구체와 세뇨관으로 구성되어 있고, 여기에서 깔때기 모양의 신우腎盂로 소변을 흘려보낸다. 그런데 정상적으로 기능하는 네프론의 숫자는 나이를 먹어 감에 따라 줄어들기 때문에 신장의 기능은 나이가 들수록 감퇴되는 것이다. 각 세뇨관을 둘러싸고 있는 모세혈관은 사구체 각각에 혈액을 보내고 받는 역할을 한다.

종종 매우 심각한 경우를 일으키는 만성 신부전증은, 신장에 영향을 주는 여러 가지 문제들로 인해 2차적으로 발생하기도 한다. 즉 고혈압이나 당뇨 그리고 사구체 신염과 같은 신장병의 가장 일반적인 질환이 만성 신부전을 일으키며, 전립선 비대증과 같은 요도 방해에 의해서도 신장 기능은 저하된다. 만성 신부전은 점진적인 질환으로 심장질환, 동맥경화증 및 뼈질환 등, 이 책의 여러 장에서 언급하고 있는 여러 가지 퇴행성질환들과 더불어 죽음에 이르게 하는 병이다. 중증의 신부전증은 치료가 어렵기 때문에 요도 질환을 예방하고 신장을 건강하게 유지하는 것이 건강관리에 있어 매우 중요하다. 콩의 일정 성분들이 이러한 예방과 치료에 있어 특별한 역할을 수행할 수 있다.

비뇨기관이 감염된 이후, 신장은 물론 비뇨기관 전체에 영향을 주는 가장 흔한 문제는, 보통 「돌」이라고 불리는 결석의 생성이다.

▶ 「돌」이라 불리는 신장 결석

비뇨기관 내의 결석, 특히 신장 결석은 서구 사람들에게는 매우 흔한 것이다. 백 명 중 한 명꼴로 발생하여 치료를 받게 되는데 가끔은 응급실로 실려 오는 경우도 있다이렇게 자주 발생하는 것임에도 불구하고 종종 간과되고 있다.

비뇨기관 결석은 경우에 따라 아무런 증상을 나타내지 않는 경우도 있으나, 오랜 시간에 걸쳐 비뇨기관의 기능을 저하시키는 원인이 되기도 한다. 대부분의 신장이나 담낭 결석은 대체로 남성에게 많이 일어나지만 여성이라고 해서 안심해서는 안 된다. 결석에 의한 통증은 참을 수 없는 정도이기도 하고, 공포에 빠지게도 하여 종종 응급실로 찾게 만든다. 한편 어떤 신장 결석의 경우, 또는 다른 비뇨기관 결석의 경우에는 아무런 증상도 없이 「조용한」 것도 있다. 그러나 이러한 결석은 감염을 일으키며 소변의 흐름을 막고 체류시킨다. 그 결과 박테리아 감염 등을 일으켜 결국엔 신장의 기능이 저하되는 것이다.

비뇨기관 결석을 예방하기 위해서는 우선 결석이 어떻게 형성되는지를 알아야 한다. 더구나 일단 결석을 경험했던 사람은 다시 재발하는 경향이 있으므로 더욱 조심해야 한다. 신장 결석을 겪었던 사람들 중 약 60% 정도가 7년 이내에 다시 재발한다고 하는 것은, 결석이 생기기 쉬운 부류가 있으며, 그들은 일생 동안 결석이 생길 가능성이 높다는 말이다. 「결석이 재발하기 쉽다」는 의미는 매우 중요한데, 이런 경우에는 식사 조절 등과 같은 예방책이 반드시 필요하기 때문이다. 비뇨기관 결석의 구성비를 보면,

158

80~90%가 칼슘이며, 5~8% 정도가 요산 정상적인 사람의 소변에 극소량 포함되어 있음이고, 약 2% 정도가 함황 아미노산의 시스테인이다. 결석이 생기기 쉬운 사람도 마찬가지이지만, 많은 경우 결석은 식사를 조절함으로써 예방할 수 있다고 생각된다. 탈수증은 신장 결석을 일으키는 통상적인 원인으로, 이를 예방하는 중요한 방법은 소변의 양이 많아지도록 수분의 섭취를 늘리는 것이다. 평균적으로 결석이 생기기 쉬운 사람은 하루에 3ℓ 정도의 소변을 배설하기 위해 많은 수분을 섭취하도록 노력하여야 한다. 일반인들에게 권해지는 통상적인 양은 하루에 240mℓ씩 6~8컵의 수분을 마시도록 하고 있는데, 결석이 생기기 쉬운 사람이나 자주 탈수가 일어날 수 있는 사람에게는 특히 중요하다. 육체적인 운동을 열심히 하거나 과도하게 땀을 흘린 후 잃은 체액을 보충하지 않으면 탈수증에 걸리게 된다. 덧붙여 말하자면, 결석 형성은 종종 소변에 칼슘이나 요산의 배출이 늘어나면서 발생한다. 물론 문제는 어떤 이유로 칼슘이 과다하게 배출되느냐 하는 것이다. 동물성 단백질을 많이 섭취하면 소변에 칼슘 함량이 높아진다. 동물성 단백질 위주의 식단과 칼슘 손실은 10장에서 설명한 골다공증의 발생과 연관되어, 원인과 결과의 관계를 나타내고 있다.

▶ 동물성 단백질을 너무 많이 섭취하고 있다

동물성 단백질 위주의, 전형적인 서구 식단은 신장 결석의 위험도를 높인다. 운동선수들 중에는 컨디션 조절을 위하여 많은 양의 동물성 단백질을 섭취하는 경우가 흔한데, 이들의 경우 땀을 많이 흘리면서 잃어버린 수분을 적절히 보충하지 않으면, 소변이 농축되어 비뇨기 결석에 걸릴 위험이 높다. 이러한 상황은 결석 형성에는 안성맞춤인 환경인 것이다.

필자는 식물성 중심의 식사를 하는 사람에 비하여 동물성 식품을 좋아하는 사람들에게 신장 결석이 훨씬 발생하기 쉽다는 사실을 강조하고 싶다. 미국에서 45만 명을 대상으로 실시한 조사에서 동물성 단백질의 섭취량이 가장 많았던 집단이 적당량 섭취한 집단에 비하여 칼슘을 포함한 신장 결석 발생률이 높다는 사실이 밝혀졌다. 또 영국에서의 연구 결과에 따르면, 채식주의자들에게는 신장 결석의 위험이 상당히 적다는 것을 알 수 있다. 특히 전 세계에 걸쳐 콩 중심의 식사를 하는 사람들에게는 신장 결석이 비교적 적다.

▶ 칼슘 섭취를 줄이는 것은 현명하지 못하다

채식이 잘 알려져 있지 않고 잘 받아들여지지 않고 있는 서구에서는 신장 결석을 예방하기 위한 적절한 방법에 대해 의사들 간에 논쟁이 벌어지고 있다. 일부 영양사들이나 의사들은 칼슘 섭취를 제한하도록 권고하는데, 이는 신체가 칼슘을 필요로 하고 있다는 사실을 무시한다면 논리적으로는 옳게 보이기도 한다. 그러나 칼슘 섭취를 줄였다고 해서 비뇨기 결석 형성이 분명히 감소한다는 연구 결과는 전혀 없다. 실제로는 그 반대의 결과가 〈New England Journal of Medicine〉에 보고된 바 있다. 달리 말하자면, 식사에 칼슘의 양을 늘린 결과, 실제로 결석 형성 정도가 감소되었다는 것이다. 칼슘 섭취량이 가장 많았던 사람들이 섭취량이 가장 적었던 사람들에 비하여 50% 정도나 낮은 신장 결석 발생률을 보였다. 신장병 환자에게 칼슘 섭취를 줄이는 것이 유리한 경우도 있기는 하지만, 대부분의 사람들에게 칼슘 섭취량을 줄이는 것은 불필요하다. 신장병 환자의 경우, 음식을 통한 칼슘과 비타민D 섭취 문제는 복잡하기 때문에 의사의 충고에 대해서는 항상 다시 한 번 재고해 볼 필요가 있는 것이다.

▶ 중요한 것은 섭취하는 단백질의 종류

식물성 단백질, 특히 콩 단백질이 동물성 단백질에 비하여 신장에 훨씬 효과적이라는 유력한 증거가 있다. 예를 들어, 신장염 환자가 콩 단백질을 포함한 식이 처방으로 좋은 결과를 얻었다는 연구가 있다. 신장염은 단백뇨가 생기고 각종 부종이 발생하며 혈액에 지방의 함량이 높아지는 신장질환의 하나이다. 신장질환에 대한 몇몇 연구에서 동물성 단백질을 콩 단백질로 대체한 경우 단백뇨가 개선되었다는 것을 확인하였다. 신부전 환자의 경우에는 혈중 콜레스테롤 수치가 낮아졌다고 한다. 이러한 혈액 중의 지질과 콜레스테롤 수치를 정상으로 회복시키는 효과는 콩이 혈중 콜레스테롤을 낮추는 효과가 있다는, 다른 많은 연구 결과와 유사하다. 고혈압은 항상 신부전과 함께 따라다니는 병으로서, 앞에서 살펴보았듯 콩 단백질은 혈압을 낮추어 주는 효과가 있기 때문에, 콩 식품이 신장 질환자의 건강을 도와 줄 수 있는 것이다.

신장의 기능이 떨어졌을 때는 소변을 통한 단백질 손실이 심하다. 따라서 일부 임상 의사들은 문제 자체만을 처방할 생각으로 전체 단백질 섭취량을 제한하도록 권장한다. 그러나 단백질 섭취량을 제한하는 것보다는, 단백질의 종류를 지정해 주는 것이 더욱 중요한 것으로 생각된다. 다시 강조하건대, 콩 단백질은 신장에 이롭기 때문에 신장의 기능이 저하된 사람에게 있어 콩은 식물성 단백질 식품으로서 매우 중요하다. 즉 콩 단백질은 육류, 가금류, 생선 및 유가공품을 적절히 대체할 수 있는 완벽한 단백질인 것이다.

▶ 노년기의 신장 기능을 위한 콩

나이가 들어감에 따라 신장의 기능은 떨어지게 된다. 콩은 이러한 성인들의 신장을 위하여 이상적인 단백질원이다. 신부전을 일으키는 여러 가지 질병은 고혈압, 심혈관질환, 당뇨 등 바로 성인병이라 불리는 것들이다. 젊은 사람들이 이러한 질병에 걸리게 되면, 나이에 비해 늙어 보이게 되며, 나이에 관계없이 「삶의 질」을 현격히 떨어뜨린다.

162

현재, 이 분야의 많은 전문가들은 적절한 단백질 제한과 칼슘과 인의 섭취 조절을 신부전에 대한 적절한 처방으로서 인정하고 있다. 신부전은 일반적으로 진행성질환이며 따라서 치료의 목표는 그 진행 속도를 늦추는 것이다. 신부전의 마지막 단계에는 혈액에 요소 농도가 높아지는 요독증이 있다. 요소는 단백질이 대사 되어 생겨나는 주요 폐기물이며, 과다한 요소가 축적되는 요독증은 여러 가지 질병을 유발한다. 많은 신부전증 환자들은 소변을 통해 과다한 단백질이 배설되므로, 부족한 단백질을 보충해 주어야 한다. 이러한 조건에서 콩 단백질은 동물성 단백질에 비하여 쉽게 식품으로 섭취할 수 있으며, 신장에서 훨씬 용이하게 처리되므로 진지하게 고려되어야 한다. 달리 이야기하자면, 이미 신장 기능이 악화되었을 때는 신장에 부담을 줄여 주는 것이 바람직하다는 것이다. 간단히 말해서 동물성 단백질은 신장을 더 힘들게 하므로 섭취를 금하는 것이 바람직하다.

이미 알다시피, 콩 단백질은 신장 결석과 신부전을 예방해 주며 질병의 진행을 늦추어 준다. 물론 신장질환을 앓고 있는 사람에게 식이 개선에 의한 방식을 제한하는 것은 어렵고 복잡한 일이며, 의학적 관찰이 필요하다. 그러나 필자는 의학적 충고를 무시하라는 것이 아니라 상당수의 의사들이 콩의 이점에 대해서 잘 모르고 있다는 것을 이야기하고자 하는 것이다. 대부분의 환자는 의학계에서 가장 흔하게 쓰이는 처방을 받게 될 뿐, 콩의 이점이나 안전성 등 새로운 정보에 의한 치료나 처방을 받기는 쉽지 않다.

콩 식품은 여러 가지 장점들이 있기 때문에, 만성 신부전을 유발하는 것으로 알려진 문제점들을 개선하기 위하여 콩 식품을 당신의 식단에 첨가시키라는 것이다. 달리 말하자면, 콩 단백질을 사용하는 것은 일생 동안 비뇨기 계통의 문제점을 예방하는 것은 물론 이미 발생한 질환을 치료하는 데도 유익하다는 것이다. 담당 의사에게 이에 대하여 의논해 보기를 바란다.

▶ 폐경기 여성의 비뇨기관

방광이 약해져 일어나는 요실금, 자주 되풀이되는 비뇨기관 감염, 질 건조 및 음문의 위축 현상들이 폐경기 여성들에게 일어나는 문제점들이다. 폐경에 대해서는 9장에서 자세히 언급하겠지만, 폐경기 여성의 생식기 기능의 개선에 대한 많은 일화 같은 보고들에 대하여 우리는 주목할 필요가 있다. 실제로 콩 아이소플라본은 성인 부부의 성교를 방해하는 질 건조 현상을 회복시켜 주는 특이한 효과가 있다.

▶ 남성에게만 있는 걱정거리들

전립선은 요도가 건조해지지 않도록 해주는 여러 가지 분비물을 만들어 낸다. 이 전립선은 태어날 때는 작지만, 사춘기와 성인이 되어가면서 남성호르몬인 안드로겐의 분비가 증가함에 따라 점점 커지게 된다. 나이 20세 내지 30세가 되면, 전립선의 무게가 20g 정도 되며, 50세 정도까지는 그대로이다가 그 이후에는 흔히 커지기 시작한다. 이 비대화 현상의 원인은 완전하게 알려져 있지 않으나, 일반적으로 일어나는 일이기 때문에 나이가 들면 자연적으로 발생하는 것으로 생각되기도 한다. 그래서 이것을 「양성良性 전립선 비대증Benign prostatic hyperplasia: BPH」이라고 한다 전립선은 암에 의해 비대화되기도 하는데 이를 악성 전립선 비대증이라고 한다. 나이가 90이 될 때까지 90%의 남성에게 전립선암이 발생할 수 있다고 한다.

대부분의 전립선 비대증은 서서히 진행되기 때문에 남은 일생 동안에 걸쳐 다소의 불편함을 느끼게 된다. 용어로는 양성의 전립선 비대증이라고는 하지만, 모두가 양성이라고 할 수만은 없는 것이, 대체로 이 경우 비뇨기관에 장애를 나타내기 때문이다. 전립선이 커지면 요도를 압박하게 되고, 이 경우 소변 줄기를 약하게 하여 똑똑 떨어지는 소변이나 가끔 소변을 누기 시작할 때 어려움을 느끼게 만든다. 그러나 일부의 남성들에겐 전립선 비대증이 보다 심각한 경우도 있다. 결국 방광이 약해져서 모인 소변을 모두 밀어내지 못하게 되어 잔뇨감을 주게 되는 것이다. 따라서 소변을 충분히 보지 못하면서 복부에 통증이 있다거나, 응급 상황의 신호가 나타나면 즉시 의사의 진찰을 받아야 한다. 경우에 따라 양성의 전립선 비대증으로 인하여 방광의 근육이 약해져서 잦은 소변이나 우발적인 요실금을 야기하기도 한다.

가끔 양성 전립선 비대증의 증상이 심각해지면 전립선을 절제하는 외과 수술이 권고되기도 한다. 유감스럽게도 전립선 수술은

165

성기능 장애를 유발하는데, 예를 들면 조루증이나 정액 사출 불능 등이 발생하기도 하고 가끔씩은 요실금을 유발하기도 한다. 또한 전립선 수술은 이러한 문제들에 대한 우려뿐 아니라 매우 고통스럽기까지 하다. 따라서 최종 단계인 수술을 가급적 피하는 것이 바람직하다. 최근 들어 호르몬 약제 처방이 널리 주목을 받고 있는데, 결정적이진 않지만 상당한 효과가 있는 것으로 알려지고 있다. 단, 장기적인 효과는 의문이다.

▶ 안드로겐, 에스트로겐 그리고 전립선

양성 또는 악성 전립선 비대증의 정확한 원인은 알려져 있지 않지만, 모든 사항이 사실상 호르몬 효과의 중요성과 연관 지어 강조되고 있다. 양성 전립선 비대증의 통상적인 이론에는 전립선의 성장을 촉진하는 호르몬인 디하이드로테스토스테론Dihydrotestosterond: DHT이 전립선에 축적되는 현상이 포함되어 있다. 전립선질환의 많은 치료 방법이, 5-알파 리덕타제5-Alpha reductase를 저해함으로써, 이 DHT의 수치를 낮추는 것에 초점을 맞추고 있다.

전립선 비대증에 대한 호르몬요법은 남성호르몬인 안드로겐과 에스트로겐이 전립선에 미치는 영향을 조절하기 위한 것이다. 호르몬요법은 전립선에서 안드로겐의 촉진 효과를 없애 버림으로써 비대증이 감소하는 효과를 나타낸다. 피나스테라이드Finasterid는 프로스카Proscar의 일반적 명칭으로, 전립선 세포가 지나치게 증식하

166

는 전립선 비대증에 널리 이용되는 약이다. 이 약은 혈청과 전립선의 특정 남성호르몬인 DHT의 수치를 낮춘다. 이 약을 6개월 정도 사용한 환자의 30% 정도가 전립선의 크기를 약 30% 정도 줄였다고 한다. 그러나 투약을 중지하면 다시 전립선이 커지므로 이약의 처방은 장기적일 수밖에 없다. 그 결과, 일부 임상의들은 피나스테라이드는 평생 동안 투약해야 한다고 결론짓고 있다. 그런데 단기간의 투약이라면 안전할지 모르나, 장기간 투약에 대한 결과는 아직 밝혀지지 않고 있다. 즉 평생 동안 약을 사용했을 때의 안전성에 대해서는 아직 아무런 과학적 결론이 나오지 않은 상태이다.

일부 의사들 중에는 대체요법을 시도하는 사람도 있다. 그중 두 곳의 의학 단체 회장을 역임한 마이클 B. 샤흐터Michael B. Schachter 박사는 피나스테라이드를 장기적으로 복용할 경우, 전립선암을 유발할 가능성이 있다고 의견을 제시한 바 있다. 저서인 〈건강한 전립선을 위한 자연요법The Natural Way to a Healthy Prostate, Keats Publishing, 1995〉에서, 그는 전립선질환을 유발하는 원인에 대하여 자세히 기술하였다. 즉 여러 가지 생활습관, 영양 및 식이 방법에 대한 것들이 언급되어 있으므로 많은 독자들에게 유용하리라 생각된다.

콩에 포함되어 있는 아이소플라본이 약한 에스트로겐으로서의 잠재력을 지니고 있다는 점은 이제 의학 전문가들에게 명백하게 나타나고 있다. 그러나 양성 전립선 비대증의 예방과 치료에 있어 효과가 있다는 사실이 기존의 임상의들에게는 무시되고 있는 것이다. 식이요법이 양성이나 악성 전립선 비대증 모두에 효과가 있다는 사실이 의학계에서 왜곡된 채 잘 알려지지 않았을 뿐만 아니라, 수백만의 남성들이 합성 의약품을 처방받고 있으며, 여성들 역시 호르몬 대체요법의 대상으로만 보인다는 것은 참으로 이해할 수 없는 일이 아닐 수 없다. 아이소플라본은 에스트로겐의 해로운 부작용을 조절해 주고 예방해 준다. 이처럼 자연은 성인 여성이나 남성을 위하여 신체의 에스트로겐호르몬 효과를 조절해 주고 도와주는 콩 아이소플라본을 임의로 선택할 수 있도록 기회를 제공하고 있는 것이다.

▶ 전립선질환과 콩 아이소플라본

인구 통계 연구에 의하면 일본 남성들은 서구 남성들에 비하여 특히 나이 든 사람들의 경우 전립선질환의 발생률이 낮다는 사실이 주목을 끌고 있다. 이러한 차이는 적어도 부분적으로는 일본 남성들이 콩 식품을 즐겨 먹는다는 사실에 기인한다. 콩 아이소플라본인 제니스타인과 다이드제인은 테스토스테론의 대사에 직접적으로 영향을 미쳐, 테스토스테론이 독성 형태 물질로 변환되는 정도를 감소시킨다. 이러한 전립선의 건강을 유지시켜 주는 콩의 역할을 규명하기 위해서는 보다 많은 연구가 필요하다. 그러나 아이소플라본의 효과는 이미 많은 대체요법 의사 또는 종합 치료법 시술 의사들에게 잘 알려져 있어 콩 섭취가 권장되고 있으며, 콩에서 분리 추출된 아이소플라본 제품으로 양성 전립선 비대증을

168

약리학적으로 예방하고 치료하고 있다.

하와이에서 거주하는 일본인 남성들을 대상으로 한 인구 통계 연구에서, 콩을 섭취하는 사람은 그렇지 않은 사람들에 비하여 대체로 전립선질환 발병률이 낮다는 것이 밝혀졌다. 이 연구는 20여 년에 걸쳐 수행된 것으로서 매우 중요한 의미를 지니고 있다. 8,000명의 남성들을 조사한 결과, 일주일에 한 번 정도 또는 그 이하로 두부를 섭취한 사람은 매일 두부를 섭취한 사람들에 비하여 3배 정도 전립선암에 걸릴 확률이 높아졌다는 것이다. 두부는 콩 식품의 대표적인 보존 식품으로 단백질과 아이소플라본이 풍부하다. 또 여성호르몬인 에스트로겐은 전립선질환을 유발하므로 호르몬 조절제인 아이소플라본이 양성 전립선 비대증을 예방해 주는 이유라고 생각된다. 이는 콩 아이소플라본이 강한 에스트로겐이나 항안드로겐 물질 등이 나타내는 문제들을 일으키지 않기 때문이라는 것인데, 이 논제는 더 많은 연구가 필요하다. 항 안드로겐인 피나스테라이드는 단기간에는 안전한 것으로 나타나지만, 한편으로는 성 기능을 감퇴시킬 수 있으며 여성화시키는 효과가 있다.

아이소플라본에 약한 항에스트로겐 효과가 있기 때문에 전립선질환을 예방하는 효과가 있다는 이론은 약한 에스트로겐이 유방암을 예방한다는 이론과 일맥상통한다. 아이소플라본이 유방 세포의 수용체를 전부 차지함으로써 보다 강력한 천연 또는 합성 에스트로겐의 효과를 차단한다는 것이다.

핀란드의 헤르만 아들러크로이츠 교수는 콩의 여러 기능성분,

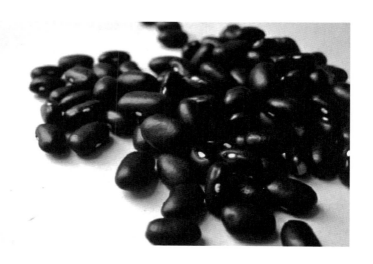

특히 아이소플라본의 효과에 대하여 방대한 연구를 수행해 오고 있다. 전립선 암세포의 배양 실험에서 콩 아이소플라본은 항종양 효과를 보여 주었으며, 몇몇 동물 임상 연구에서는 동물에 이식된 전립선암이 콩의 주요 아이소플라본 성분인 제니스타인에 의하여 성장이 지연되었다고 한다.

사람을 대상으로 한 초기 임상 연구에서도 콩 아이소플라본이 전립선질환에 효능이 있었음을 입증하고 있다. 필자의 환자들로부터 들었던 많은 경험담을 제시할 수도 있지만, 경험담은 증명할 수가 없다. 그러나 진행된 전립선암에 많은 양의 아이소플라본을 처방한 결과 효과를 얻었다는 보고와 적절한 양의 아이소플라본을 섭취하여 양성 전립선 비대증에 치료 효과가 있다는 연구 보고는 잘 알려져 있다. 아이소플라본이 전립선질환을 예방하는

데 효능이 있다는 것은 너무도 중요한 사실이기 때문에 아들러크로이츠 박사는 모든 남성들은 매일 콩 아이소플라본을 먹어야 한다고 믿고 있다. 최근의 연구 결과와 임상 경험 등을 통하여, 콩 식품을 적어도 하루에 두 번 정도 식단에 올리라고 권하는 건강 관련 의사들이 늘고 있다. 또한 양성 전립선 비대증, 나아가 전립선암을 예방하고 치료하는 아이소플라본 보충제도 상품화되어 있다.

필자는 의사의 지시나 충고 없이 과도한 아이소플라본을 섭취해서는 안 된다고 주의를 환기하고 싶다. 그러나 일반적으로는 건강한 성인의 경우, 하루에 총 80mg 정도의 아이소플라본을 섭취하여도 절대 안전하다고 생각한다. 하지만 얼마나 섭취하는 것이 적절한가는 아직 확실히 밝혀지지 않고 있다.

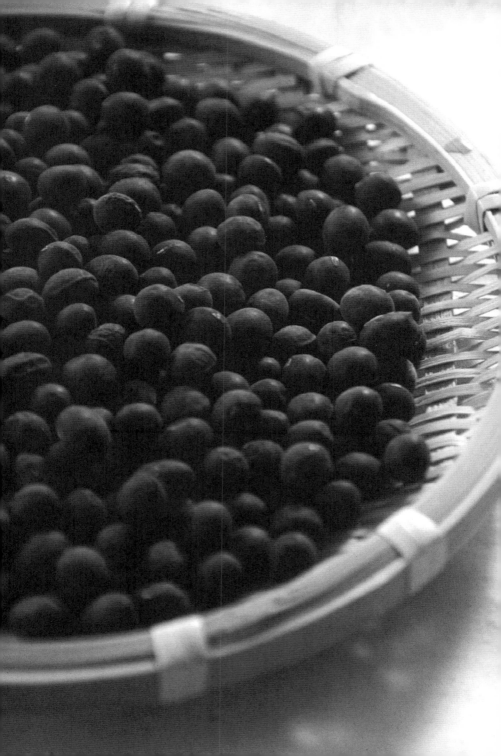

소화기질환과
콩

The
Soy Revolution

✕

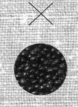

슈퍼마켓의 통로를 지나다 보면
소화 장애에 복용하는,
의사의 처방 없이 팔리는
OTC 약품들이 엄청나게 많아
놀라게 된다.

　소화기 계통의 질환들은 너무 흔해서 대부분의 사람들은 그것들을 「당연한 일」로 생각하며, 특히 나이가 많은 사람들 중에는 살아가는 동안 어쩔 수 없는 일이라고 믿고 있는 경우도 있다.

　소화를 돕거나, 변비와 설사 등을 치료하는 수많은 처방들 및 OTC 약품들이 있는 것을 보면, 소화 장애는 마치 주기적인 두통처럼 거의 만인 공통의 문제인 듯 생각된다. 그러나 이러한 생각은 잘못 알려진 것이다. 대부분의 각종 소화 장애는 예방이 가능한 것이며, 적절한 치료를 받으면 회복될 수 있다는 것이 새로운 학설이다. 이러한 소화기 계통의 장애를 위해 많은 천연원료로 된 약품이나 치료 방법이 개발되었는데, 그중에서도 가장 중요한 것은 섬유질에 의한 방법이다.

174

▶ 섬유질 이야기

섬유질의 기본적인 정의는 「식물에 있는 소화되지 않는 성분」이다. 다르게 설명하자면, 섬유질이란 식물성 식품의 성분 중에서 인체의 소화기관에서 일반적으로 소화가 이루어지지 않는 성분이다. 섬유질은 실제로 많은 식물들이 구조를 이루는 섬유질 물질들을 총칭하는 일반적인 용어이다. 여러 형태의 섬유질이 있으나, 대체로 가용성 섬유질과 불용성 섬유질 두 가지로 구분하는 것이 보통이다.

가용성 섬유질은 물에 분산되어 겔을 형성하지만 혈관으로 흡수되지는 않는다. 불용성이라는 것은 「장내에서 전혀 변화하지 않고 통과하는 것」이라는 뜻이다. 일부 형태의 섬유질은 장에서 분해되어 다양한 탄수화물 성분과 가스로 발효된다. 콩과 다른 콩과류 및 사과와 같은 과일들은 상당량의 가용성 섬유질을 지니고 있다. 반면 밀기울은 르기닌과 같이 불용성 섬유질의 대표적인 예이다. 불용성 섬유질도 가용성 섬유질과 마찬가지로 수분을 흡수한다. 콩의 껍질도 불용성 섬유질과 리그닌을 지니고 있다.

1980년대에 들어, 의학박사 네일 페인터Neil Painter와 데니스 버킷Denis Burkitt은 서구 사람들에게 식이섬유 결핍증에 대한 주의를 촉구하였다. 이 두 과학자는 식사를 통해 적절한 양의 섬유질이 충족되지 못했을 경우, 현재 서구 사회를 괴롭히는 수많은 만성 질환들에 걸리기 쉽다고 주장하였다. 섬유질과 질병이 서로 관련되어 있다는 생각은 인구 조사를 통한 역학 조사는 물론, 임상 연구

175

에서도 관찰되었다. 간단히 말해서, 섬유질의 섭취가 많은 사회에서는 어떤 소화기 계통의 질환이나 몇몇 만성질환들이 실질적으로 알려져 있지 않더라는 것이다. 즉 대부분이 채식주의자들인 사회에서는 섬유질 섭취가 많고 지방의 섭취는 적은데, 이 경우 대장암이나 심장질환을 포함한 만성질환의 발생률이 낮다는 것이다. 더구나 거주지를 옮긴 사람들 중에 식단이 바뀌면서 특정 질환의 발생률이 증가한다는 사실은 섬유질 가설을 뒷받침해 준다. 버킷 박사와 몇몇 과학자들은 하와이에서 태어난 일본인들에게 게실질환이나 대장암의 발생률이 미국 백인들과 같은 빈도로 발생한다고 보고하였다. 그러나 일본에 거주하는 일본인들에게는 이러한 대장 질환의 발생률이 비교적 낮다. 하지만 유감스럽게도 이러한 상황도 일본인들이 점차 서구형 식사에 적응하면서 변화되고 있다. 사실 대장암은 일본이나 동아시아에서는 거의 찾아보기 힘든 질병이었는데, 점차 증가하고 있는 것이다. 동아시아에서 대장 질환이 점차 증가하는 것은 그들의 식단에 섬유질 양이 감소하고 포화지방은 증가하는 것에 기인한다고 생각되고 있다. 전통적인 콩 위주의 식단으로부터 벗어난 것이 영향을 미친 듯하다.

콩이 여러 가지 소화 불량을 예방하거나 치료한다는 의학적 역할이 알려지면서, 버킷 박사Denis Burkitt와 페인터 박사Neil Painter의 연구는 서구 사회의 「주요 논란거리」로 등장하였다. 그러나 「섬유질 가설」이 유명한 의사들로부터 비상식적인 것이라고 매도당하고, 전통적인 의약 분야로부터 강한 의심을 받아 오던 시기가 지나자, 이제는 섬유질이 식단에서 매우 중요한 성분이라는 생각이 밀어

닥치기 시작하였다. 고섬유질 시리얼과 밀기울 보충제 및 귀리, 겨가 섞인 머핀 빵은 물론, 신선한 과일과 채소 등을 식단에 첨가하라는 것이 의학계는 물론, 일본인들에게도 관심거리가 되면서 빠르게 전파되었던 것이다.

가장 값어치 있는 섬유질로는 「밀기울」을 들 수 있는데, 그 주된 이유는 「규칙적인 통변을 증진」시킨다는 훌륭한 효과가 알려져 있기 때문이다. 사실 대부분의 불용성 섬유질은 대변의 배출을 도와주는 것으로 알려지고 있다. 가용성 섬유질 역시 장운동을 조화롭게 해 주는 것은 물론 펙틴과 같은 것들은 설사를 멈추게도 한다. 그러나 이와 달리 밀기울과 같은 불용성 섬유질은 변비를 개선해준다. 콩에 들어 있는 가용성 섬유질은 대장에서 발효되어 단쇄지방산이 되는데, 이것들은 대장의 활동을 촉진시키는 반면, 대변의 양을 많게 해 주지는 않는다.

매일 식사에 섬유질 첨가하기

서구식 음식을 섭취하는 사람들은 대부분 섬유질이 부족하다. 하루에 겨우 10g도 안 되는 경우가 많다. 채식주의자의 경우에는 하루에 약 40g 정도의 섬유질을 섭취하는 데 반해, 「추천되는」 서구식의 식단을 통해서는 하루에 20~25g 정도의 섬유질만을 섭취하게 된다. 소화 기능에 대한 섬유질에 효과를 생각해 보면, 채식주의자들이 소화 장애가 거의 없다는 사실은 별로 놀랄 것이 못된다. 지금까지의 연구 결과를 살펴보더라도, 섬유질의 섭취를 늘리면 게실질환이나, 기능성 장 장애 또는 궤양 등을 조절하거나 완

177

화시킬 수 있다는 사실은 분명하다.

또 다른 중요한 사항은, 섬유질을 적절히 섭취하면 콜레스테롤 수치를 낮출 수 있다는 것이다. 특히 이러한 임무를 띤 것이 바로 콩의 가용성 섬유질이다_{제4장 참조}.

최근까지도 소화기 계통의 불편을 겪는 사람들에게 섬유질 섭취를 줄이라는 처방이 일반적이었다는 사실은 정말로 모순이 아닐 수 없다. 나이가 들면서 알곡 그대로 도정하지 않은 곡류를 제대로 소화하지 못하기 때문에 그대로 먹는 것은 피해야 한다고 믿어 왔던 것이다. 그러나 섬유질을 제한한 결과, 고질적인 장 또는 복부의 통증이 오히려 악화되곤 하였다. 식사에 섬유질을 첨가하는 것이 좋다는 치료가 축적되면서, 의학계에서도 점차 이를 받아들이게 된 것이다.

섬유질 섭취량은 서서히 늘릴 것

섬유질의 효능에 「심취한」 사람들 중, 곧잘 실수를 범하는 이유는 너무 급격히 섬유질의 섭취량을 증가시키기 때문이다. 섬유질 섭취 초기에는 많은 양의 가스가 생성되거나 다른 소화기 계통의 고통이 수반되는 등 매우 불쾌한 경험을 하게 되는데, 그 이유는 평소 섬유질 섭취량이 부족했던 사람이 너무 급속하게 다량의 섬유질을 섭취하기 때문이다. 따라서 하루 이틀 만에 섭취량을 적정선까지 늘리는 것보다는 여러 주에 걸쳐 점진적으로 늘려 가는 것이 바람직하다. 채식주의자들에게 있어 섬유질의 보충이란 전혀 문제가 되지 않는다. 다양한 곡류, 콩류, 과일 및 채소들은 매우 훌륭한 섬유질원으로서, 가용성과 불용성의 균형이 잘 잡힌 섬유질인 셈이다. 콩 역시 전통적인 아시아 식품으로서, 섭취될 경우 가용성과 불용성 섬유질이 모두 포함되어 있는 이상적인 섬유질원이다. 그러나 서양인들의 입맛에 맞추기 위하여 이를 정제, 섬유질을 제거한 콩 식품들이 많다는 것은 유감스러운 일이 아닐 수 없다.

▶ 장을 건강하게 만들어 주는 콩

콩의 가용성 섬유질은 대장암을 예방하는 독특한 성질이 있다. 대장의 세균총을 형성하고 균형 있게 유지하는 것은 매우 복잡한 문제이다. 단백질의 섭취량이 많아지면, 니트로사민Nitrosamines이 많아지게 되는데 이것은 암을 촉진한다. 그러나 콩 섬유질과 같은 식이섬유가 세균에 의해 분해되면서 생성되는 단쇄 지방산은 니트로사민이 장 내벽 세포에 영향을 주는 정도를 감소시킨다. 이처럼 단쇄 지방산은 장 내에 이로운 환경을 유지하면서, 니트로사민의 강력한 암 촉진 효과를 막아 주는 것이다.

게다가 이러한 「우호적」 환경에서는 대사 과정이 변화되어 대장에 도달한 담즙산이 강력한 발암 물질로 변화되는 것을 막아 준다. 콩 섬유질이나 다른 여러 가지 섬유질들이 대장을 장 내 균총에게 「우호적」 환경으로 만들면 여러 가지 암과 다른 소화기 계통의 질환들이 예방된다는 것이다.

콩에 포함되어 있는 몇 가지 형태의 복합당도 대장의 유익한 세균의 성장을 도와주는 특별한 기능을 지니고 있다. 이들은 올리고당이라고 불리는데, 콩의 라피노스Raffinose와 스타키오스Stachyose와 같은 올리고당은 소화가 되지 않은 채 대장으로 들어오게 된다. 이것들은 장 내 세균들에 의한 발효 과정에서 에너지원으로 활용된다. 일부 장 내 유익 균들은 올리고당을 이용하여 성장하고 크게 번식한다. 이 유익 균들이 발암 물질을 대사 과정에서 제거해 버리는 것이다. 이처럼 유익 균들에 의해 발암 물질이 파괴되는 것은 콩 식품에 들어 있는 난소화성 올리고당의 또 다른 유익 효과인 셈이다.

콩 위주의 식단은 장 내의 비피도박테리아Bifidobacteria 성장을 촉진해 주며, 이들이 대변 중의 발암 물질 함량을 낮추어 주는 역할을 한다. 대장의 특정 세균과 장수와의 관계에 대한 연구가 일본에서 있었다. 그중 도시에 사는 노인들과 시골에 사는 노인들에 대한 비교 연구를 살펴보면, 시골 사람들은 도시인들에 비하여 상당량의 콩 식품을 주식으로 삼고 있고, 시골 사람들의 대장에는 비피도박테리아가 훨씬 많으며, 시골 사람들의 수명이 도시 사람들보다 길다. 이들을 직접적인 원인과 결과의 관계로 설명할 수는 없지만, 이러한 연구 결과들은 흥미를 끌기에 충분한 것이며, 일본 사람들에게 올리고당은 장수의 비결로 받아들여지고 있다. 라피노스와 스타키오스와 같은 난소화성 탄수화물이 장수를 도와준다는 생각에서 일본 사람들은 이러한 탄수화물이 많이 포함된 여러 가지 콩 분말 제품을 그들의 식단에 첨가하고 있는 것이다.

▶ 섬유질의 적정 섭취량은?

　미국 당뇨병협회나 국립 암연구소와 같은 주요 건강 기관 모두 하루 20~35g 정도의 섬유질 섭취를 권장하고 있다. FDA가 미국 내의 영양 식품에 표기하기 위한 목적으로 권장하는 1일 섭취량은 하루에 25g이다. 이 정도의 권장량은 유럽 여러 나라와 호주의 보건부에서 지정한 수치에 부합된다.

　국제보건기구WHO에서는 비 전분 복합당이라는 용어를 이용하여 보다 구체적으로 권장 섭취량을 정하고 있다. 이러한 비 전분 복합당이라는 정의를 이용하면, 하루 권장량은 16~24g 정도가 되며, 이것을 하루 총 섬유질 섭취량으로 환산하면 27~40g이 된다.

▶ 콩 섬유질만의 독특한 가치

　여러 섬유질의 가치를 비교해 보는 방법으로는 임상 효과를 들수 있다. 수차례에 걸쳐 콩에서 얻어지는 가용성 및 불용성 섬유질에 대한 연구 결과가 발표되었는데, 소량의 콩 섬유질을 첨가하는 것만으로도 위장의 기능이 조화로워지고, 설사와 변비 모두가 조절되는 동시, 소화 기간을 통과하는 시간도 양호해진다고 한다.

　필자는 콩 섬유질이 장의 기능을 조화 있게 해 주고 변비를 예방해 줄 뿐만 아니라 콜레스테롤도 낮추어 주기 때문에, 「메타무씰Metamucil」이라는 상표명으로 판매되고 있는 실륨Psyllium 친수성 점

장제역자 주 : 질경이 속의 식물인 차전자車前子종자의 점질 부분을 분말 제제로 만든 것으로, 단순히 부피가 작아서 생기는 변비 치료에 이용되는 제제보다 훨씬 우수한 것이라고 생각한다. 게다가 콩 섬유질은 영양 흡수나 영양 상태에 대해 부작용 없이 어린이의 설사를 조절해 주는 효과가 있다는 사실이 밝혀지고 있다.

민간 건강 단체나 정부의 관계 기관에서 추천하는 최소한의 권장 사항만이라도 따른다면, 대부분의 소화기 계통 질환들은 예방이 가능하다. 섬유질은 이러한 문제가 발생하였을 때, 문제를 해결하는 하나의 처방이 될 수 있다. 콩을 포함하여 여러 가지 다양한 섬유질을 식단에 첨가하여 일상의 식단에 변화를 줌으로써 문제를 곧바로 해결할 수도 있는 것이다.

기타, 콩이 지닌 여러 가지 장점들

다른 여러 가지 형태의 식이섬유보다 콩 섬유질이 더 좋은 것은 무기질의 흡수를 방해하지 않기 때문이다. 건강관리 전문가나 환자들 모두가 섬유질을 추가할 경우, 신체에서 특정 무기질의 흡수가 방해된다는 사실에 대하여 염려하고 있다. 예를 들어 밀기울이나 섬유소 형태의 섬유질은 대변과 함께 배출되는 무기질의 양을 증가시킨다. 다시 말해서 일부 무기질들이 본질적으로 신체에 흡수되지 않아 이용되지 못한다는 것이다. 밀기울은 아연이나 구리의 흡수를 낮추는 효과를 나타내지만 콩 섬유질의 경우에는 그렇지 않다고 한다.

필자는 주요한 섬유질원으로서 꼭 필요한 것은 콩 섬유질일 뿐,

밀기울 또한 귀리 겨 등은 피해야 한다고 주장하는 것은 아니다. 식단에 적절한 여러 형태의 섬유질을 골고루 균형 있게 섭취하는 것이야말로 실질적으로 중요한 사항이다. 그러나 총 섬유질 섭취량에 대하여 생각해 볼 때, 콩은 선택할 수 있는 것들 중의 하나라는 것이다. 콜레스테롤을 낮추어 주고 담석 형성을 예방해 주며, 혈당을 조절해 주는 잘 알려진 효능은 물론, 더 나아가 몇 가지의 암도 예방해 준다는 것을 감안하면, 콩 식품은 너무나도 중요한 식품인 것이다. 소화기 계통의 질환을 예방하는 것은 이러한 콩의 여러 가지 효능 중의 하나에 불과할 따름이다.

　만약 현재 소화 장애로 고생하고 있다면, 건강관리 전문가에게 식사 형태의 변화를 통하여 문제를 해결할 수 있는지 문의해 보는 것이 좋다. 콩 식품을 식단에 추가하는 것은 언제나 안전한 일이지만, 보건 전문가에게 자문을 구하지도 않고 많은 양을 한꺼번에 추가하는 것은 바람직하지 않다는 것을 잊어서는 안 된다.

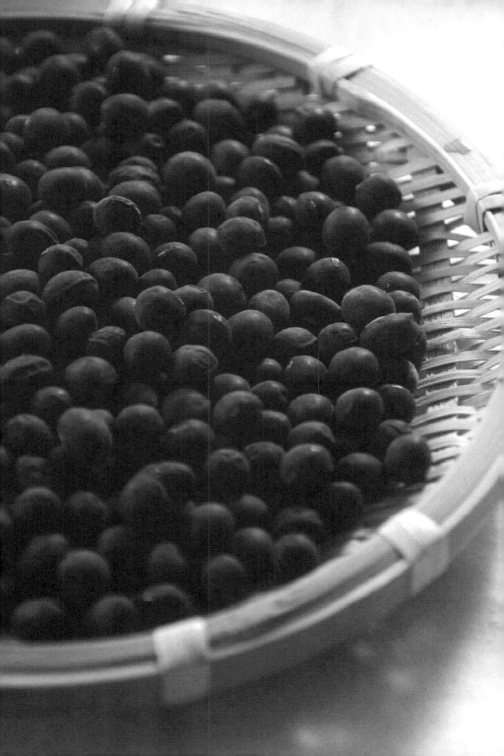

윤택한
노후를 위한
준비

The
Soy Revolution

필자는
새로운 용어인
「옴니포즈Omnipause」라는 말을
만들어 내었다.

왜냐하면, 「삶의 정지」현상이란 여성에게만 일어나는 일이 아니기 때문이다. 남성에게도 여성의 폐경기와 같은 현상이 일어난다는 인식이 증가하고 있다. 즉 「안드로포즈Andropause」라 불리는 남성 호르몬 중지기가 닥쳐온다는 것이다.

여성의 폐경기나 남성의 호르몬 정지는 모두 긴 시간에 걸쳐 일어난다. 「갱년기」라는 말이 오히려 오랜 시간에 걸친 변화를 표현하는 데 적당하다고 할 수 있는데, 이는 성인 남성이나 여성 모두에게 일어나는 변화들을 좀 더 포괄적으로 포함하기 때문이다. 그러나 변화에 있어 남녀의 차이는 너무나 다르기 때문에, 폐경기와 안드로포즈라는 말을 구분하여 사용하고자 한다.

186

▶ 생식 기능의 변화, 폐경기

여성들의 경우, 어쩔 수 없이 단순한 생식 기능의 변화로 삶의 한 기간을 구분하게 된다는 것을 이해해야 한다. 먼저 사춘기에 들어서게 되고, 수십 년에 걸쳐 생식 기간이 뒤따르며, 결국 폐경기를 지나 폐경기 이후 또는 생식기 이후의 기간에 들어서게 된다. 많은 여성들이 더 듣기 싫어하는 것은 「변화」 또는 「삶의 변화」 등과 같은 용어들이다. 심리학자 수잔 러브Susan Love는 자신의 저서 〈Dr. Susan Love's Hormone Book〉에서 「폐경은 하나의 변화이다. 단 하나의 변화가 아닌 여러 변화들 중의 "하나"에 불과하다는 것이다」라고 말했다.

사춘기가 어린 시절에서 성인으로 전환되는 시기를 말하듯, 폐경기도 단순히 남녀 모두 심각한 변화를 느끼기 시작하는 중년기에 맞는 전환을 얘기하는 것이다. 유감스럽게도, 일부 여성들의 경우 호르몬의 변화에 따른 육체적, 심리적 징후로 하루하루의 생활에 지장을 받는 일도 있다. 한편 다른 많은 여성들은 아무런 증세도 느끼지 못한다. 서구 사회에서는 5, 6명의 여성 중 매우 심각한 징후로 불편을 겪는 여성은 한 명 정도이며, 같은 정도의 여성들은 별다른 증상 없이 지나가기도 한다. 또 나머지 여성들은 정도에 따라 다르지만 다소 견딜 만한 증상들을 겪고 있다.

폐경기에 일어나는 증세
폐경기의 여성들이 느끼는 여러 가지 경험들을 모두 설명하기는 불가능하지만 대략적인 설명은 가능하다. 폐경기 전후 증상은 대개 45세에서 55세 사이에 걸쳐 2~5년간 지속된다. 어떤 여성들의 경우에는 40대 초반에 나타나기도 하며, 자궁과 난소를 외과 수술로 들어낸 경우에는 나이에 상관없이 일찍 나타나는 수도 있다. 여러 가지 증후군들이 있지만, 나타나는 정도나 기간 등은 개인에 따라 다르다. 약 10% 정도의 여성들은 전혀 모르고 지나가는데, 이런 경우에는 단지 생리가 끝나 버린 것으로써 폐경기가 지나갔다는 것을 알게 될 따름이다.

폐경기 징후에 대해서는 많은 예가 있지만, 생리 전 증상들과 연관되어 보고되는 증후군처럼 다음과 같은 전형적인 것들이 있다.

● 폐경기 징후
발열감, 식은땀, 수면 장애식은땀과 병행하는 경우도 있다, 질 내 건조, 두통, 생리 과다 · 과소 또는 불규칙적인 생리, 잦은 소변 및 방광염, 심한 감정 변화, 성적 충동의 변화, 허리 아래 통증, 근육 통증 및 관절 불편, 소화 불량

이 밖에도 우울증, 주기적으로 촉감이 예민해지는 증상, 상체 부위의 체중 증가 현상, 극도의 분노 또는 공포의 엄습, 집중 불능 및 기억력 감퇴 등이 있다. 이러한 증상들은 여성들을 매우 분노하게 만들며, 여러 가지가 함께 나타날 경우에는 너무나 심각하므로, 이러한 시기가 다가오는 데 대해 두려움을 느끼는 여성들의 심정을 충분히 이해할 수 있다.

188

호르몬 대체요법에 따르는 문제

앞 장에서 설명했듯이, 에스트로겐은 여성의 폐경기와 깊은 연관이 있다. 근래에 들어 여성들의 노화와 함께 일어나는 퇴행성 질환인 심장질환이나 골다공증 등에도 호르몬요법이 적용되고 있다. 호르몬요법은 여성들이 겪는 폐경기의 불쾌한 증상들을 없애기 위해 사용되기도 하지만, 여생 동안 다른 여러 가지 문제들을 예방할 목적으로도 사용된다.

소위 「호르몬 대체요법」이라고 하는 것은 이론적으로는 그럴듯하게 들리며, 많은 여성들이 폐경기 증상들이 완화되고 행복한 기분이 되살아나는 것을 느낀다고 한다. 그러나 호르몬 대체요법이 점차 개선되고 있음에도 불구하고 그것은 「기적」의 처방이 아니다. 왜냐하면 호르몬 대체요법은 다른 문제들을 발생시키며, 그 자체로도 문제가 따르기 때문이다. 이러한 두려움 때문에 실제로 호르몬요법을 충실히 따르는 여성은 불과 30% 정도라고 한다. 다른 여성들은 시작했다가 스스로 중단하는 것이 보통이며, 최근에는 85% 정도의 폐경기 이후 여성들이 호르몬 대체요법을 사용하지 않는다고 한다. 그에 따른 부작용이나 장기간 사용 시의 위험성을 염려하기 때문이다.

일부 의사들은 호르몬 대체요법을 여성들의 만성질환을 예방하는 「만병통치약」으로 추천하고 있다. 그러나 호르몬 대체요법에 대해 더욱 혼란스러워지는 것은 많은 의학 전문가들이 폐경기 증후가 거의 없는 여성들에게도 훗날 심장질환이나 골다공증을 경감시켜 줄 수 있는 처방이라고 권장하고 있다는 사실이다. 호르몬 대체요법은 우리의 「젊음을 추구하는」 문화에서, 유혹적인 모습을 원하는 여성들에게 「청춘의 샘」이라는 이름으로 강매되고 있는 실정이다. 실제로 수십 년 동안 호르몬 대체요법에 대해 광고하면서 「호르몬요법을 받지 않은 폐경기 이후의 여성」의 이미지를 비참한 모습으로 표현해 왔다. 그 여성의 사진은 우울증으로 괴로워하는 데다가 메마르고 주름진 피부, 부러지기 쉬운 뼈, 매혹적인 모습의 상실 등 볼품없는 이미지들을 보여 주고 있다. 이러한 것은 인류학자 마가렛 미드Magaret Mead가 주창한 「폐경기 이후의 풍취」라는 것과는 전혀 동떨어진 것이다. 그녀는 폐경기란 「자녀 양육에 따른 걱정거리가 끝나고, 비로소 다른 관심거리들을 찾을 수 있는 기회」로 생각할 수 있는 긍정적인 변화라고 주장한 바 있다.

의학적 처방이 절대로 필요한가?

최근에는 소수에 불과하지만, 아직도 폐경기에 대하여 전통적인 접근을 시도하는 의사들이 일부 있다. 폐경기 문제로 인해 지쳐 버릴 정도의 의사들은 몇 가지 징후에 대한 경험이 있을 것이다. 그러나 일부 징후들은 여성들에게 피치 못하는 것들인 동시에, 자연스러운 현상이기 때문에 의학적 처방은 필요하지 않다고 믿는 의사들도 있다. 이에 대해 필자는 「그냥 참고 버티는」 태도보다는 문제를 해결하려는 자연스러운 접근이 필요하다고 생각한다. 시간이 지나면 결국 폐경기의 어려움들은 저절로 사라지게 되므로, 지나치게 동정적인 태도는 불필요하다. 먼저 많은 여성들이 이러한 징후로 인해 개인적 또는 직업 활동에 좋지 않은 영향을

190

받는다는 것을 알게 된다. 그러나 호르몬 대체요법의 부작용이 심장질환이나 골다공증의 위험도를 넘어서는가에 대한 우려 때문에 많은 여성들이 이러한 방법에 대해 판단을 내리지 못하고 있다.

호르몬 대체요법의 단점들로는 비뇨기암의 위험성과 유방암에 대한 확실치 않은 위험성서로 모순되는 연구 보고들이 있음 및 담낭질환의 발병률 증가 등이 있다. 또한 호르몬요법은 거의 대부분 체중을 증가시키며 극심한 출혈, 우울증 및 생리 증후군과 유사한 현기증, 신체나 얼굴의 발모 및 성욕의 변화 등을 야기한다. 이러한 증상들이 폐경기 증상 그 자체와 유사하다고 생각하는 것은 틀리지 않은 것이다. 사실 여성들이 호르몬요법을 중지하는 이유 중의 하나가 치료가 질병 자체보다 힘들기 때문이다.

호르몬 대체요법을 택할 것인가, 그저 참을 것인가?

유감스럽게도, 대부분의 여성들은 둘 중의 하나밖에 선택의 여지가 없는 것으로 믿고 있다. 즉, 강한 에스트로겐제제로 호르몬 대체요법을 따를 것인가 아닌가, 또한 프로제스테론Progesterone 요법을 함께할 것인가 아닌가 하는 것, 두 가지 중의 하나를 선택해야 하는 것인데, 두 가지 선택 모두가 적지 않은 위험성을 지니고 있다. 호르몬 대체요법은 폐경기에 대한 해결책이라는 생각과 더 나아가 호르몬을 선택하지 않는다면 그저 「인내하며 참고 지내는」 것뿐이라는 생각은 현대 의학의 가장 큰 오류라고 할 수 있다. 여성들이 폐경을 맞이하여 선택할 수 있는 방법이 훨씬 다양하다는 것에는, 주변의 간단한 사례들과 더불어 믿을 만한 과학적 근거

191

가 있다. 예를 들어, 아시아 여성들의 경우에는 서구 사회의 여성들이 고통 받는 폐경기 증상들이 거의 없는 것 같다. 또한 콩을 섭취하는 아시아 여성들에게는 폐경과 함께 일어나는 각종 만성 퇴행성질환들이 전혀 나타나지 않는 것이 보통이다. 일본 여성들에 관한 조사에서 보면, 일본에는 「발열감Hot flash」이라는 단어가 존재하지 않으며, 그러한 것을 경험하는 여성은 10%도 되지 않는다고 한다. 실제 가장 흔한 증상은 52%의 여성이 호소하는 「어깨 결림」일 뿐이라고 한다. 그 밖에 다른 여러 가지 문화적 조사를 통하여 알아본 결과, 많은 사회에서 폐경은 의학적인 문제로 생각되지 않고 있으며 오히려 긍정적인 전환으로 인식되고 있다고 한다. 여기에서 주목할 것은 폐경기에 대응하는 문화적 차이를 가장 잘 설명해 주는 것이 식단의 차이라는 것이다. 동양의 여성들이 서양으로 이전한 후, 식물성 단백질이나 콩 단백질 대신 동물성 단백질을 많이 섭취하게 되면, 서양의 여성들이 겪는 똑같은 여러 증상들을 그대로 겪는 것이 보통이다. 아시아의 여러 나라에서는 채식주의자가 되려는 경향이 있을 뿐만 아니라, 대부분의 사람들에게 다양한 콩 식품을 강조하는 경향이 있다. 즉 두부, 템페, 두유, 삶은 콩, 콩가루 등등이 식품의 근간을 이루고 있는 것이다. 우리가 콩을 많이 섭취하는 사람들의 건강 상태에 대하여 보다 많이 알게 될수록, 콩이 어떻게 폐경기 증상을 완화시켜 주는 해결책이 될 수 있는가에 대하여 연구해 볼 가치를 느끼게 한다. 필자는 콩 아이소플라본이 폐경기에 대한 호르몬요법의 대체 방안이라고 강력히 믿고 있으며, 이러한 견해를 견지하기 때문에 일부 기존 의료계로부터 압력을 받고 있다.

피토_{식물성}에스트로겐의 등장

이 책의 다른 부분에서 이미 언급하였지만, 콩은 아이소플라본이라고 하는 일부 식물들에서 발견되는 「약한」 천연 에스트로겐을 함유하고 있다. 그래서 그 명칭을 「피토에스트로겐_{식물성 에스트로겐}」이라고 한다. 이러한 아이소플라본은 호르몬요법의 대체 방안으로 현재까지 발견된 것 중 가장 좋은 방법이라고 할 수 있다. 알다시피 아이소플라본은 암 예방, 심혈관질환 및 골다공증의 치료에 중요한 역할을 한다_{이 질병들에 대해서는 나중에 자세히 논의하겠다}. 이러한 효능에 대한 것은 폐경기 이후의 여성들에게 호르몬 대체요법만이 퇴행성질환을 예방하고 일부 폐경기 징후들을 제거해 주는 유일한 방법이 아니라는 것을 말해 준다. 게다가 피토에스트로겐과 콩단백질은 안전한 물질이다. 이것들은 섭취 권장량의 수준에서 전혀 위험성이 없기 때문에 합성 에스트로겐이나 동물성 에스트로겐보다 훨씬 우수한 대체품이 될 수 있다.

인체는 스스로 강력한 힘이 있는 에스트로겐을 생산한다는 것을 이해해야 한다. 「에스트로겐」이라는 말은 사실 세 가지의 호르몬 즉, 에스트론_{Estrone E1}, 에스트라디올_{Estradiol E2} 및 에스트리올_{Estriol E3}을 이야기하는 것이다. 이것들은 각기 자기 나름대로의 기능을 가지고 있다. 예를 들어, 에스트리올은 프로제스테론과 함께 임신기에 주로 작용한다. 간단히 말하자면 에스트로겐들은 여성의 아름다움을 관장하며 2차 성징을 촉진시킨다. 또 에스트로겐은 강력한 성장 촉진 효과가 있다는 것도 알아두어야 한다. 에스트로겐은 모든 성장, 특히 유방 내 유선 조직의 성장을 촉진시킨다. 에스트로겐이 특히 호르몬에 민감한 조직의 세포 분열을 촉진하는 능력이 있다는 것은 에스트로겐의 강력한 발암 작용을 이해하는 데 매우 중요한 사항이다. 세 가지 주요한 에스트로겐 중, 유방 조직에 대한 가장 강력한 성장 촉진 호르몬은 에스트라디올이며 가장 약한 것은 에스트리올이다. 에스트라디올은 피임약이나 에스트로겐대체요법에 사용되는 합성 에스트로겐의 주성분이기 때문에 이러한 에스트로겐형태가 경구 피임약과 호르몬 대체요법 모두에서 일어나는 불쾌한 부작용을 유발한다고 생각되며, 나아가 호르몬 관련 암들에 대한 위험성을 상승시키는 것이다. 다른 한편, 에스트리올은 약한 에스트로겐으로서, 질 건조증과 같은 증상에 효과적인 치료효과를 나타낸다. 따라서 사용하고자 하는 에스트로겐이 강한 것인지 약한 것인지 잘 이해해야만 약국에서 시판되고 있는 폐경기와 그 이후를 위한 에스트로겐을 제대로 선택할 수 있다.

약한 에스트로겐의 효능

식물성 에스트로겐은 에스트로겐유사 물질로서 작용하기도 하지만, 강한 에스트로겐의 작용을 막는 역할도 하고 있다. 그래서 아이소플라본은 신체의 조직에 있어 에스트로겐의 「조절제」 역할을 하고 있다고 말할 수 있다. 발열감이나 질의 건조와 같은 일부 폐경기 증상은 에스트로겐이 부족하여 생기는 현상으로, 식물성 에스트로겐은 에스트로겐을 흉내 내어 이러한 불쾌한 증상들을 예방해 준다. 달리 말하자면, 콩 아이소플라본은 에스트로겐이 없는 상황에서 에스트로겐 효과를 나타낸다는 뜻이다. 또한 식물성 에스트로겐은 신체가 만들어 내는 강력하고 위험성이 높은 에스트로겐의 작용을 막아 준다. 즉 아이소플라본은 에스트로겐이 부족한 상황에서는 에스트로겐 역할을 하고, 에스트로겐이 많은 상황에서는 항 에스트로겐 역할을 한다는 것이다. 이것이 바로 에스트로겐조절 효과이다. 그래서 콩 아이소플라본은 최근 일부 학자들에 의해 조절 호르몬이라고 불린다.

최근에는 콩의 피토에스트로겐이나 아이소플라본이 폐경기 건강을 증진시킨다는 사실이 대중 매체에 기사화되기 시작하고 있다. 이것은 매우 고무적인 현상이다. 하지만 소비자들에게 충분한 정보가 제공되지는 못하고 있어 유감이다. 예를 들면, 몇몇 텔레비전 리포트에서 두부와 같은 콩 식품이 폐경기 여성의 발열감을 해소시켜 준다고 간단히 보도되곤 한다. 얼마만큼의 두부를 먹어야 하는지에 대해서는 설명이 충분치 않고, 원하는 효과를 보기 위해 섭취해야 하는 아이소플라본의 양이 얼마 정도인지에 대한 정보도 없다. 사실 정기적으로 발열감을 겪는 여성의 경우에는, 긍정적인 효과를 볼 수 있을 만큼의 아이소플라본을 섭취하기 위해, 매일 220g이나 그 이상의 두부를 먹어야 한다. 사실 이만큼의 양이라 할지라도 충분한 것은 아니다. 그러나 콩에 포함된 아이소플라본을 따로 분리, 식이 보충제예를 들면, 바이오테라피스 사의 제품인 피토스트Phytoes와 테라숄드Thershold사의 메노밸런스LA Menobalance라는 제품로 만들어 폐경기 증상은 물론 폐경기 이후의 건강을 개선할 목적으로 이용할 수 있다. 이는 매우 간단하면서도 실용적인 정보로서 여성들에게 점차 인기를 끌고 있다.

▶ 콩 식품의 다양한 아이소플라본 함량

상업적으로 구입할 수 있는 콩 식품의 경우, 그 어떤 것도 정확한 아이소플라본의 함량을 믿기 어렵다. 콩의 재배 조건 및 토양의 영양 상태 등의 변수로 인해 콩 식품의 영양 성분 또한 변하기 때문이다. 가공 방법에 따라서도 화학적 성분이 바뀔 수 있다. 그러나 특별한 표준에 맞도록 한 영양 성분을 분리하여 의약적으로 사용할 수 있도록 만든다면, 그 제품은 영양 치료제가 될 것이다. 영양 치료의 개념이 전혀 새로운 것은 아니다. 심혈관질환자에게는 처방으로 비타민E가 권장되는데, 이때 비타민E는 영양 보충제가 아닌 영양 치료제가 되는 것이다. 그러나 당신 스스로 병을 자가진단하고, 예방·치료하려는 목적으로 이러한 영양 보충제를 사용하는 것은 반드시 금해야 한다. 영양제, 식물 또는 생약제를 의료용으로 사용하고 싶다면, 반드시 공인된 건강관리 전문가의 자문을 구해야 한다.

아이소플라본의 약품적 가치

콩에는 두 가지 주요 아이소플라본인 제니스타인, 다이드제인과 미량의 글리시타인이 포함되어 있다. 이것들의 화학적 구조는 천연 에스트로겐의 고리 구조를 닮았다. 아이소플라본은 신체 내에서 서로 상반되는 방법으로 에스트로겐의 활성을 조절한다. 아이소플라본은 신체 내에 에스트로겐을 공급하기도 하고 위험한 에스트로겐 효과를 막아 주기도 한다. 아이소플라본은 세포의 에

196

스트로겐수용체에 결합하여 보다 강한 천연 에스트로겐 효과를 저지하는 능력이 있는 것이다.

영양 치료에 대해서는 필연적인 질문들이 따른다. 「이러한 영양 보충이 효과가 있는지를 어떻게 알 수 있는가?」, 「효과가 있다면, 과연 안전한가?」, 「비교적 사용이 쉽고 감당할 만한가?」 하는 것이다. 다행스럽게도 연구 결과들을 보면 아이소플라본 보충 효과는 분명하다. 예를 들어 콩 중심의 식사를 해 온 일본 여성들이 폐경기 증상의 어려움을 비교적 덜 겪는다는 사실은 아이소플라본 투여량에 대한 기준을 제공해 주고 있다.

폐경기, 아이소플라본 사용에 대한 과학적 근거

최근의 체계적인 연구 이전에도, 이미 콩이 폐경기 증상들을 완화해 주는 효과가 있다는 일화들은 상당히 많았다. 여기에 덧붙여, 여러 나라에서 이루어진 임상 연구들이 이러한 일화들을 구체화시켜 주고 있다. 호주 뉴사우스 웨일즈의 왕립 여성 병원의 존 에덴John Eden 박사와 그의 동료들이 실시한 연구에서, 참가자들이 3개월 동안 160mg의 아이소플라본을 매일 복용한 결과, 여러 가지 폐경기 증상들, 특히 발열감 등이 개선되었다는 통계적으로 유의할 만한 데이터를 얻었다.

또 매사추세츠주 보스턴에 있는 터프츠Tufts 의과대학에서 실시된 다른 연구에서는 가짜약Placebo을 섭취한 사람들에 비하여 약간의 경감 효과만이 관찰되었다. 이것이 작은 효과라 해도 중요하게 생각되는 것은 이들이 호주 연구에서 실시한 하루 160mg에 비하여, 단지 40mg 정도만을 투여 받았기 때문이다.

영국의 맨체스터에서 실시된 이중 검맹 교차 연구 결과는 특히 중요한 것으로, 하루에 80mg의 아이소플라본을 복용한 참가자의 경우, 혈중 성장 호르몬과 생리를 조절하는 두 종류의 호르몬인 프로락틴Prolactin과 황체 형성 호르몬이 더 높았으며 혈중 콜레스테롤도 줄어들었다. 그러나 플라시보를 복용한 경우에는 효과가 없었다고 한다. 게다가 아이소플라본 처방을 받은 여성들은 폐경기 증상, 특히 발열감이 상당히 줄어들었던 반면, 플라시보를 복용한 여성들에게는 그러한 효과가 전혀 없었다고 한다.

이 연구 결과로부터 우리는 아이소플라본의 에스트로겐 특성은 뇌하수체에 작용하여 성장 호르몬과 프로락틴을 생산하게끔 하는 것이 아닌가 추측할 수 있다.

노스 케롤라이나주 웨이크 포레스트Wake Forest 대학의 그레고리 버크Gregory Burke 박사의 연구에 의하면 폐경기의 여러 가지 증상들을 줄여 주는 효과 이외에, 콩 아이소플라본을 섭취한 여성에겐 합성 에스트로겐, 또는 동물성 에스트로겐의 부작용들이 전혀 나타나지 않았다는 것이다. 일부 여성의 경우 호르몬 대체요법은, 혈중 중성 지질 농도를 높여 주고, 유방의 세포 증식을 유발시키며, 자궁 내벽의 세포를 증식시킨다고 한다. 이러한 부작용은 비뇨기암의 위험성이 높아지고 호르몬 대체요법과 유방암이 관계가 있다는 것을 생각해 볼 때, 결코 작은 일이 아니다. 또한 일부 여성의 경우에는 호르몬 대체요법이 혈전을 일으키기도 하는데, 콩 아이소플라본은 이러한 부작용들이 전혀 없다는 것이다. 버크 박사는 기존 호르몬요법의 명백하고 유익한 대안은 콩 아이소플라본임을 여러 차례 반복하여 강조하고 있다.

호르몬 대체요법의 명백한 대안은 콩 아이소플라본

모든 여성들이 호르몬 대체요법이나 아이소플라본 등으로 효과를 얻는 것은 물론 아니다. 그러나 지금까지 밝혀진 바에 따라, 필자는 폐경기 증상을 겪는 여성에게 콩 아이소플라본은 뛰어난 처방이라고 믿는다. 기존의 호르몬 대체요법이 맞지 않아 여러 가지 문제를 나타내는 여성들에게 이러한 콩 아이소플라본은 좋은 대책이 될 수 있으므로 주치의나 부인과 의사들에게 콩 아이소플라본의 사용을 합의해 보기 바란다. 소위 호르몬요법의 「기적」에 대해 소동에 가까운 관심들을 나타냈음에도 불구하고, 대부분의 폐경기 이후 여성들은 이를 사용하지 않고 있다. 콩 아이소플라본을 이용할 수 있다면 가급적 호르몬 대체요법을 피하는 것이 바람직하다는 것이 필자의 생각이다.

유감스럽게도 수백만 여성들은 이제까지 호르몬 대체요법 이외에 다른 방법이 있다는 것을 알지 못하였다. 아무도 그들에게 가르쳐 주지 않았던 것이다. 그러나 분명한 점은 여성에게 있어 호르몬 대체요법을 따르는 것과 아무런 요법도 실시하지 않는 것, 이렇게 두 가지 선택만 있는 것은 아니라는 것이다. 콩에는 심혈관질환과 골다공증을 예방하는 잠재력이 있기 때문에, 호르몬요법 대신 콩 아이소플라본의 선택이 뼈가 부러지고 동맥이 막혀 버리는 것을 그냥 방치하는 것은 아니다. 아이소플라본은 폐경기 증상들을 해결하고 폐경기 이후 여성들의 각종 위험을 예방하는, 가장 안전하고도 효과 범위가 넓은 치료법인 것이다. 따라서 필자는 모든 여성들이 이 책에서 이야기하는 콩의 관상동맥질환 및 골다공증 예방 효과에 보다 많은 관심을 기울여 주기를 부탁한다.

아이소플라본은 안전한가?

어떠한 처방 약품도 잠재적인 위험성이 있듯이, 어떤 영양 보충식 또는 영양 치료제도 잘못 이용될 수가 있다. 그렇기 때문에 필자는 폐경기 증상에 대하여 아이소플라본 보충제를 섭취하고자 하는 경우에는 건강관리 전문가의 지도하에 권장량만큼만 복용하기를 권한다. 호르몬 대체요법과 병행할 경우에는 특히 중요하다. 동물 실험에서는 가끔 아이소플라본의 독성이 관찰되기도 하지만 사람의 경우에는 전혀 없었다. 그러나 아직 주의하는 것이 최선이다. 동양 사람들의 경우, 음식으로부터 하루에 100mg 이상의 아이소플라본을 쉽게 섭취해 왔던 점을 생각해 보면, 하루에 50 내지 100mg의 아이소플라본 정도는 대부분의 사람들에 있어 확실히 안전하다고 할 수 있다. 더 많은 양의 아이소플라본을 사람을 대상으로 임상 연구한 경우에도 전혀 부작용은 없었다고 보고되고 있다. 영양 보충제인 「바이오테라피스」사의 「Phyto-Est」를 복용하면 약 50~60mg의 아이소플라본을 섭취하게 된다. 물론 임산부나 어린이들의 경우 과량을 섭취하지 않는 것이 바람직하지만 콩 식품은 임산부나 어린이들 모두에 건강을 약속해 준다고 믿는다.

건강식품 상점에 가면 캡슐 형태Phyto-Est, 또는 Menobalance로

되어 있거나, 물에 타 먹을 수 있는 분말 형태FemSoy의 아이소플라본 보충제를 구할 수 있다. 이 제품들은 하루에 50~60mg의 아이소플라본을 공급할 수 있도록 제조된 것이다. 앞으로 이러한 영양 보충제 제품에 대한 자료는 물론 매체를 통해 콩을 식단에 첨가하는 것이 좋다는 보도를 많이 접하게 될 것이다. 이는 콩이 호르몬 요법의 대체 방안으로 사용될 수 있기 때문에 당연한 일이며, 이 책을 통하여 알게 되었지만, 콩 식품과 아이소플라본 보충제는 하나의 문제점이나 질병을 치료하는 것 이상의 효과를 지니고 있다.

아이소플라본을 영양 보충제 형태로 복용하라는 것은 콩 식품을 매일의 식단에 첨가하라는 권고를 무시하라는 것이 아니다. 본서의 추천 도서 목록을 포함하여 수많은 책에 콩 제품의 요리 방법이 소개되어 있다. 두부 중심의 아침 식사, 콩 호박 파이에서 아침 시리얼에 두유를 부어 먹는 것까지 콩 식품을 식단에 첨가하는 방법은 끝이 없을 정도이다. 콩 식품을 정기적으로 섭취하는 것이 정말로 건강에 유익하기 때문에, 필자는 시장에서 현재 구입할 수 있는 영양 많고 맛있는 콩 식품으로 당장 시험해 볼 것을 권하고 싶다. 그러나 섭취량을 알 수 있고, 일정하게 섭취하기 위해서는 영양 보충제 형태가 더 좋다고 할 수 있다.

콩 아이소플라본과 호르몬 대체요법을 병행할 수 있는가?

오늘날까지, 콩 아이소플라본과 호르몬 대체요법을 병행해 본 연구 결과는 없다. 그러나 많은 여성들이 호르몬 대체요법을 실시하면서 두유나 두부, 아이소플라본 보충제 등을 섭취해 왔지만,

나쁜 효과에 대한 보고는 전혀 없었다. 실제로는 호르몬 대체요법을 실시하면서 콩 식품을 섭취할 때, 폐경기 여성이나 폐경기 이후의 여성들은 대체호르몬의 투여량을 줄일 수 있었다고 이야기한다. 이러한 영양 치료에 대해 흥미가 있는 일부 용감한 의사들은 콩으로써 호르몬요법을 대체해 왔다.

이 분야에 대한 연구는 분명히 더 많이 이루어져야 한다. 예를 들어, 호르몬 대체요법에 칼슘 보충을 병행했을 때 뼈의 건강에 상호 보완 효과가 있었다고 한다. 아이소플라본 역시 같은 효과를 얻었다는 증거가 있다. 일리노이 대학의 어드만 박사와 그의 동료들이 실시한 연구에 따르면, 아이소플라본을 함유한 콩 식품을 보충해 준 결과 폐경기 이후 뼈 손실 증상을 보였던 여성들의 골밀도를 증가시켰다고 한다. 이에 성인 여성에게는 콩 아이소플라본과 함께 칼슘 보충제가 효과를 향상시킨다고 생각한다.

▶ 콩 식품이면 다 되는가?

폐경은 매우 복잡한 문제이며, 단순히 하나의 영양소가 여러 가지 증상들을 해결할 수 있는 만병통치약이 될 수는 없다. 호르몬 대체요법 역시 모든 것을 치료해 주는 것은 아니다. 그러나 식물성 단백질을 중심으로 한 건강한 식사를 유지하면서 일정한 운동 프로그램을 꾸준히 실천하는 것, 두 가지 모두 폐경기 증상을 예방하고 완화하는 데 중요한 요소들이다. 운동이 과연 폐경기 전후의 여성들에게 효과가 있는지에 대해서는 아직 많은 연구가 필요하지만, 일부 좋다는 증거가 있다. 운동을 그다지 하지 않는 여성들의 25% 정도가 발열감으로 고생하지만 운동을 열심히 하는 활발한 여성의 경우는 6% 정도만이 발열감을 겪었다고 한다. 운동이 육체적인 것은 물론 정신적인 건강에도 기여한다는 주장을 뒷받침해 주는 일화들은 많다. 식물성 위주의 식단 특히 콩 식품을 포함한과 운동이 모두 심장질환과 골다공증을 예방한다는 증거가 있기때문에, 그러한 효능은 분명히 폐경기 증후들을 예방하는 데까지확대될 것이다.

생약 처방이 함께 이루어질 수도 있지만, 당신 혼자서 테스트하지 않도록 주의해 주기 바란다. 왜냐하면 생약 처방은 심각한 부작용이 있는 경우가 많기 때문이다. 예를 들어, 미나리아재비 과의 하나인 블랙 코쉬Black cohosh 역시 폐경기 증상을 완화시켜 준다. 하지만 이것의 에스트로겐 효과는 실제로 기존의 생리 과다 증상을 악화시키는 부작용을 나타낼 수 있다. 또 다른 부작용으로는 현기증, 두통 및 구토 증세 등이 있다. 독일에서는 블랙 코쉬가 폐경기 증상에 널리 사용되고 있는데, 정부에서는 이것의 장기 안전성이 규명되지 않았다는 이유로 사용 기간을 6개월로 제한하고 있다. 이는 생약이 별로 효과가 없다는 이야기가 아니다. 건강에 관심이 많은 사람들 사이에 생약은 점차 널리 이용되고 있지만, 필자는 당신 혼자서 처방하지 말고, 반드시 전문 의사의 조언을 받아야 한다는 것을 강조하고 싶다. 필자는 〈기적의 생약Miracle Herbs, Carol Publishing, N.Y. 1998〉이라는 저서에서, 생약 추출의 표준화 등

생약 처방에 대한 중요한 문제들을 서술하였다.

전통적인 중국 한방은 생약 조제는 물론 침술로도 폐경기 증상들을 완화시키고 호르몬의 기능을 조절하곤 한다. 중국 한방 의사들도 폐경기 치료 방안으로 콩 식품을 식단에 첨가하는 것을 권하고 있는데 이는 전혀 놀랄 일이 아닌 것이다. 다만 이때 역시 전문의의 도움을 받아야 한다.

대부분의 폐경기 증상에 대한 의학적이면서도 자기 조절 방안을 제시하는 책들을 보면, 생활습관의 변화를 권하는 경우가 많다. 예를 들어 운동이나 적절한 휴식, 명상이나 이완 훈련 등의 스트레스 조절 기법이 필요한 것이다. 이러한 충고는 남녀 모두 나이를 불문하고 매우 중요한 사항이며 필자는 이러한 내용에 전적으로 동감한다. 호르몬 대체요법의 위험성을 생각해 본다면, 식단에 콩 식품을 첨가하고 하루에 50~80mg의 아이소플라본을 섭취하는 것이 폐경기 증상을 완화하는 가장 훌륭한 자연의 치료법인 것이다. 이제 이러한 생각을 당신의 담당 의사와 함께 의논해 보기 바란다.

▶ 콩 아이소플라본과 새로운 에스트로겐

또 다른 호르몬 대체요법의 하나로 새로운 약이 이미 개발되어 일반 매체를 통해 알려지고 있다. 그것은 소위 셈SERM이라고 불리는 선택적 에스트로겐수용체 조절제인데, 이 약품은 에스트로겐을 모방한 것으로 현재 미국 FDA에 제출되어 있는 상태이다. 가장 먼저 허가 받을 후보 약품은 라록시펜이라고 하는 제품이다. 이 새로운 약품은 공교롭게도 콩 아이소플라본과 상당히 비슷한 효과를 나타내고 있다.

다시 한 번 설명하자면, 라록시텐은 둔부와 척추의 뼈 상실을 막아 주고 뼈 밀도를 높여 주는 훌륭한 기능을 지니고 있다. 그러나 라록시펜이 골밀도를 2~3% 증가시켜 준다고 알려진 것은 콩 아이소플라본이 제공하는 수치보다 훨씬 낮은 것이다. 라록시펜은 나쁜 콜레스테롤인 저밀도 콜레스테롤을 줄여 준다고 한다. 그렇지만 콩 아이소플라본은 저밀도 콜레스테롤을 낮추어 줄 뿐만 아니라, 유익한 콜레스테롤인 고밀도 콜레스테롤을 높여 주기도 한다. 라록시펜이나 콩 아이소플라본은 모두 호르몬 대체요법의 부작용 중 하나인 자궁 조직의 증식 현상은 나타내지 않는다.

그러나 콩 아이소플라본이 폐경기 증상들 중 몇몇 증상, 특히 발열감을 완화시켜 주는 데 반해 라록시펜에는 이러한 기능이 없다. 또한 라록시펜에는 알츠하이머병을 예방해 주는 효과가 없으나, 에스트로겐대체요법과 콩 아이소플라본은 예방 효과가 있다고 한다.

전체적으로 보면, 셈은 콩 아이소플라본의 성능보다 더 나은 것을 제공하지 못한다고 생각한다. 그러나 셈은 합성약품이며, 따라서 특허를 낼 수 있고 재산적 가치가 있게 된다. 그러나 소비자는 선택할 수 있다. 소비자들은 수백 년간 안전하게 사용되어 온 아이소플라본을 선택할 수는 있고, 또는 유사한 효과를 나타내는 합성세제를 선택할 수도 있다. 그러나 필자라면 자연적인 요법을 선택할 것이며, 많은 여성들도 그러하리라고 믿어 의심치 않는다.

▶ 생리 전 증후군에 대하여

콩과 폐경에 대하여 논의하는 데 있어, 필자는 생리 전 증후군에 대해서도 언급할 필요가 있다고 생각한다. 여성들이 경험하는 여러 가지 곤란한 증상들은 호르몬 불균형 및 심리적인 문제들과 관계가 있다. 그러나 일부 여성에게 있어 생리가 시작되기 전 2~3일간은 매우 힘든 기간이며, 소수의 여성들의 경우에는 배란기부터 출혈기까지, 7~14일 정도에 걸쳐 점차 증상이 심해지면서 고통을 받는다.

현재까지 콩 중심의 식사가 생리 전 증후군을 예방한다는 확고한 증거는 없다. 하지만 상당히 효과를 보았다는 이야기는 많이 관찰된다. 따라서 콩 아이소플라본의 에스트로겐 효과가 에스트로겐의 변화가 심한 생리 중의 특정 기간에 효능을 발휘하는 것이 아닌가 가정해 볼 만하다.

두유나 콩 단백질을 섭취하면, 성인 여성의 경우 생리 주기가 길어진다는 과학적 증거가 있다. 콩을 식단에 보충하게 되면, 에스트로겐호르몬인 에스트라디올과 황체 형성 호르몬, 프로제스테론, 난포 촉진 호르몬 및 디하이드로 에피안드로스테론Dehydro dpiandrosterond/DHEA 등의 생리 조절 호르몬 생성에 각각 다양하게 영

206

향을 미친다.

콩 아이소플라본의 섭취량을 점차 늘려 콩 중심의 식단에서 얻는 하루 50~80mg의 아이소플라본을 섭취하는 정도는 안전한 선택이라고 생각한다. 콩 식품을 식단에 첨가하든가 또는 아이소플라본 영양 보충제를 이용할 수 있다. 그러나 하루에 120mg 이상의 아이소플라본을 섭취하는 것은 아직 장기적인 안전성이 확인되지 않았으므로 권장하고 싶지 않다.

일반적으로 폐경기와 생리 전 증후군은 상당히 흡사하다. 이때 식물성 단백질과 복합 탄수화물을 주로 한 식사와 규칙적인 운동 프로그램을 계속한다면 생리와 관련된 많은 어려움을 예방할 수 있고 경감할 수 있다.

▶ 중년 남성의 호르몬 중지기

남성의 호르몬이 중지되는 증후는 여성의 폐경기 증상과는 달리 분명하지도 확실하지도 않다. 그래서 남성호르몬 중지란 알기도 어렵고 그에 대한 조치도 어렵다. 더구나 이러한 남성호르몬 중지 현상에 대해서는 약학, 심리학, 또는 사회심리학 분야에서도 잘 알지 못하고 있다. 이러한 것들이 남성들을 어렵게 만든다. 많은 남성들이 자신들이 겪고 있는 상황에 대하여 한마디 명확한 설명도 듣지 못한 채 그저 조용히 참고 견디고 있는 것이다. 그러나 남성의 생리 주기는 호르몬의 변화에 의해 영향을 받는 것이 사실이며, 50세 정도의 나이 또는 35세에서 65세 사이의 갱년기 여성들이 공통적으로 경험하는 육체적, 심리적 변화와 같은 상황이 벌어지는 것이다. 여기에서 「중년기 위기」라는 말과 「남성호르몬 중지 현상」을 혼동하지 말아야 한다. 소위 말하는 중년기의 위기란 남녀를 불문하고 일어날 수 있는 것이며, 폐경기나 남성호르몬 중지 현상과는 다른 것이다.

폐경기나 남성호르몬 중지 현상은 크게 보아 연령에 따른 생리 주기의 움직임을 나타내는 것이다. 폐경이 여성의 주요 호르몬들인 에스트로겐이나 프로제스테론의 부족으로 나타나는 것과 마찬가지로, 남성의 경우는 남성호르몬인 테스토스테론의 공급이 부족해지는 것과 관계가 있다. 그러나 남성호르몬 중지 현상에 대한 뚜렷한 증상은 없다. 남성호르몬인 테스토스테론의 영향이 점차 약해지는 현상은 여성의 경우 급작스레 생리가 중지되는 것과 비교하여 볼 때, 훨씬 느리게 진행되는 것이다.

일반적으로 남성은 여성에 비하여 곱게 나이를 먹는다고 말해진다. 그 이유들 중의 하나는 테스토스테론의 역할 감퇴가 서서히 일어나며, 성인 남성들이 비교적 여성화되기 쉬운 까닭이다. 여성화라는 것이 광범위하고 뚜렷한 육체적 변화를 말하는 것은 아니다. 성인 남성의 신체 조직이 테스토스테론의 영향을 점차 덜 받게 된다는 것이다.

뚜렷한 몇 가지 변화는 테스토스테론이 부족해지는 탓이다. 이러한 변화로는 운동 능력 감소, 체형의 변화, 성 충동의 감소, 심리적 건강 상태의 변화, 피부의 변화 및 비뇨 생식기의 변화 등이 있다. 또 2차 성징이 감소하면서 얼굴이나 신체의 모발이 줄어들고 성 기능이 약해지는 경우도 있으나 많은 남성들이 말도 못하고 조용히 지내는 경우가 많다.

유감스럽게도 남성의 경우, 호르몬을 이용한 조치에 대한 분명한 정의나 처방이 없다. 이러한 남성호르몬 중지 현상에 대하여 수십만의 남성들이 건강관리 전문가들과 상담을 했겠지만, 대부분 나이를 먹는 데 따른 「자연스러운」 현상이라는 설명만을 들었을 것이다. 남성호르몬 중지 현상이 나타나는 남성들의 경우에는 임상 조사에서는 육체적으로 적합하다는 판정을 받기 쉬우며, 체모 손상이나 고환이 물러지는 현상 등과 같은 약한 정도의 호르몬 중지 현상은 의사들이 진단하여 알아낼 만큼 분명하지도 않다. 설령 의사들이 남성호르몬 중지 현상을 정의할 수 있다고 할지라도, 그것을 명확하게 구분 지을 수 있는 실험실적 분석 방법이 전혀

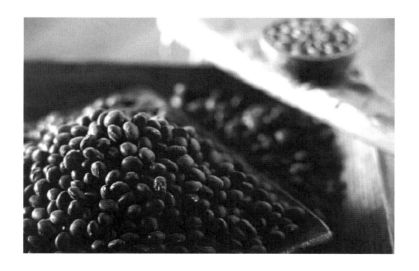

없는 것이다. 혈액 중의 테스토스테론 수치를 측정함으로써 남성호르몬이 부족하다는 대체적인 설명은 가능하겠지만, 테스토스테론의 수치와 부족 증상들의 관계를 나타낼 방법이 없기 때문에 남성호르몬 중지 현상을 진단하기란 어려운 것이다.

남성호르몬이 중지된 남성이 테스토스테론 대체요법과 같은 조치를 받고자, 잘못된 처방이나 충고를 쉽게 받아들이는 것은 매우 위험천만한 일이다. 이때 처방되는 약제로는 항우울증제제, 신경안정제, 진정제 등이 있는데, 실제로 이러한 처방이 호르몬 중지현상을 겪는 남자들을 더 나쁜 길로 몰아갈 수 있다. 이러한 약품들은 주로 신경 정신과 의사들이 사용하는 것으로, 그들은 남성호르몬 중지 현상들을 과장하는 경우가 많기 때문이다. 성적 욕구가 감퇴되는 남성들의 경우, 무지한 건강관리 전문가들에 의해 잘못된 의약 처방을 받아 임포텐스_{발기 부전}가 될 위험성이 있다.

▶ 콩과 전립선 건강

전립선질환은 나이가 들면서 거의 모든 남성에게 발생한다. 미국에서만도 매년 약 12만 5천 명의 새로운 전립선암 환자가 발생하고 있으며, 50세를 넘기면서 발병률이 증가하게 된다. 양성의 전립선질환도 문제이다. 이 또한 아직 원인이 분명하지는 않지만, 전립선암과 마찬가지로 나이를 먹어 감에 따라 발생하는 호르몬 불균형이 문제인 것으로 보인다.

양성 전립선질환이나 전립선암은 모두 전립선을 비대하게 만든다. 비뇨기관의 건강에 대해 설명한 제7장에서 이미 논의하였듯이, 전립선질환이나 암은 비뇨기관에 장애를 일으키는 가장 보편적인 원인의 하나인 것이다. 호르몬 처방의 위험성을 줄이기 위해서는, 건강 자문 전문가와 이러한 영양의 중요성에 대하여 논의해 보기 바란다. 중년기에 들어서는 사람들 중, 점차 천연 소재를 이용한 처방과 식단의 개선 및 자기 관리를 위한 선택에 대하여 관심을 기울이는 사람들이 늘어난다고 믿는다.

　이때 기억할 것은 식품의 형태이건 영양 보충제 형태이건, 콩은 모든 연령층에 걸쳐 건강을 증진시킬 수 있는 잠재력이 있다는 사실이다.

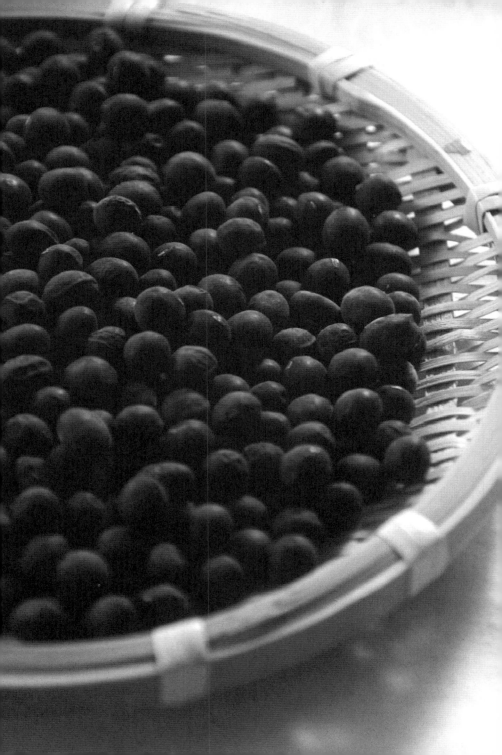

뼈와
관절을
튼튼하게

The
Soy Revolution

뼈 역시 살아 있는 조직이며,
뼈의 건강은
우리가 섭취하고 소화시키는
영양 성분에 달려 있다.

신체에서는 새로운 뼈 조직이 형성되고 손상된 뼈 조직은 배설되는 복잡한 반응이 일어난다. 골아세포骨芽細胞, 또는 骨母細胞는 새로운 뼈 조직을 만들어 내는 세포이며, 골파괴세포는 손상되거나 오래된 조직을 분해하고 「재흡수」라고 알려진 과정을 통하여 재생시키는 세포이다. 노인층에서는 골다공증으로 뼈가 부러지기 쉬운 증상과 골 관절염으로 관절이 삐걱거리는 증상이 수도 없이 일어나고 있다. 뼈가 점차 가늘어지고 구멍이 생겨나 부러지기 쉬운 골다공증으로 인해 많은 사람들이 고통과 불구로 고생한다. 이 증상은 남녀를 막론하고 발생하나 특히 여성의 경우에 위험성이 더 높다. 골다공증은 보통 나이를 먹어 감에 따라 어쩔 수 없이 일어나는 질병의 하나로 생각되고 있는데, 실제로 노년층에서 수백만 건의 골절 사고가 발생하여 노인들의 삶의 질을 근본적으로 좌우하는 주요한 요인이 되고 있다.

나이에 관계없이 우리의 어떤 뼈라도 외상에 의해 다칠 수 있지만, 골다공증이 진행되는 사람의 경우에 특정 형태의 골절이란 피할 수 없는 일이 된다. 먼저 점진적인 척주 압좌壓挫 골절의 경우인데, 척추의 한 부분이 약해져서 적은 스트레스, 심지어는 자신의 체중만으로도 골절이 생기는 수도 있다. 압좌 골절이 되풀이되면 키가 작아지게 되고, 심한 경우에는 일어선 형태를 유지하는 척추의 기능을 잃게 된다. 노인들 중에 허리가 굽어 지팡이나 보행기를 짚고 다니는 사람들은 이러한 척추 압좌 골절이 발생한 전형적인 증상을 보여 주고 있다. 우리 모두는 골다공증으로 외모가 보기 흉하게 되는 것은 잘 알면서도 그에 따른 고통이나 수반되는 골 관절염에 대해서는 잊어버리기 일쑤이다.

예를 들면, 골격이 작고 피부가 고운 코카서스 인종 여성들은 골다공증의 위험성이 높은 그룹에 속한다. 한 인종 집단을 구분하여 위험성을 논하는 것이 다소 극단적일 수는 있다. 그러나 개인적으로 유전적 소인이 다르거나, 전반적인 건강 상태, 생활습관들은 위험성에 영향을 미친다. 흡연, 과도한 커피 및 콜라, 과음 등도 골다공증의 발생에 위험 요소로 생각되기 때문이다. 우리의 논제를 환기하기 위하여 생각해 볼 때, 우리 모두는 누구를 막론하고 실제적으로 나이를 먹어 가면서 골다공증에 걸릴 위험성이 높아지므로, 평상시 뼈의 건강에 대하여 관심을 기울여야 한다는 것이다. 행운이 따른다면 우리는 오래 살게 될 것이고, 나이가 들어서도 잘 움직일 수 있다. 어떤가, 한번 도전해 볼 만하지 않은가?

▶ 나이는 단지 하나의 원인일 뿐

　노인들 중 골절이 증가하는 것은 단지 인구학적으로만 볼 일이 아니다. 달리 이야기하자면, 노년층 인구의 분포가 점차 증가하는 것은 사실이지만, 보고되는 골절의 증가율은 훨씬 높다는 것이다. 지난 20년 내지 30년 동안 수행되어 온 연구 결과에 대하여 연령을 감안하여 고찰해 보면, 골다공증의 원인으로는 정상적으로 나이를 먹는 것 이외에는 다른 원인이 있다는 것을 알 수 있다. 게다가 전 세계 모든 사람들이 모두 골다공증에 걸리는 것은 아니다. 서구인들은 어느 나라 사람들에 비하여 훨씬 많은 칼슘을 섭취하고 있지만 골다공증에 걸리는 확률은 더 높다.

　이러한 인구학적인 자료를 근거로 살펴보면, 골다공증을 일으키는 것은 인구 전반에 걸쳐 뼈 조직의 전체적인 건강 상태가 나빠지기 때문이라고 생각할 수 있다. 물론 골다공증이 다른 의학적 이유들, 특히 내분비 계통의 문제와 관련이 있다는 것도 중요한 사실이다. 갑상선 또는 부신에 영향을 미치는 문제나 당뇨병이 있는 경우에도 뼈가 가늘어진다. 또 코티코 스테로이드 Corticosteroid계의 약품을 복용하거나 리튬Lithium, 다른 신경 치료제 등을 포함한 일반적인 처방을 받는 사람들에게도 뼈 손상이 일어날 위험이 높다.

▶ 칼슘만으로는 해결할 수 없다

칼슘이 강한 뼈와 치아를 구성하는 중요한 요소라는 것은 확실한 사실이다. 그러나 이는 문제 전체 중의 일부에 해당하는 것이기도 하다. 우리의 뼈는 구조적인 견고한 결합체를 형성하고 유지하기 위하여 단백질은 물론 여러 가지 농도의 무기질을 또한 필요로 한다. 우리가 건강할 때는 스트레스나 뼈의 피로 현상으로 부분적인 골절이 생기더라도 저절로 치료되기 때문에 모르고 지나가는 경우가 많다. 게다가 재합성 과정은 그러한 스트레스나 필요성에 대하여 점차 능력이 향상되도록 되어 있다.

예를 들어, 전문 댄서의 다리 뼈는 그곳에 스트레스가 계속 가해짐에 따라 점차 굵어지고 단단해진다. 이것이 신체의 적응력이며, 적어도 일부 여성들에게 폐경기 이전이나 이후에 근육 강화 운동을 계속하도록 강조하는 이유이기도 하다. 나이를 불문하고 남녀 모두 운동을 함으로써 얻는 많은 효과 중의 하나가 골다공증을 예방하는 것이다. 뼈 조직에 적절한 스트레스를 가하는 것은 실제로 뼈를 두껍고 단단하게 해주며, 앉아서 일하는 생활 형태로 인해 뼈를 사용하는 횟수가 줄어들면, 뼈 조직은 약화되는 것이다.

칼슘 섭취

여러 가지 영양소에 대한 연구 결과, 칼슘이 골다공증의 예방이나 치료에 긴요한 성분이라는 것이 밝혀졌다. 특히 한 연구 결과에서는 폐경기 이후의 여성의 경우 칼슘 처방을 통해 약 50% 정

표8 각 연령층별 최적 칼슘 요구량

연령층	최적 1일 섭취량 (단위 mg)
여성	
25~30세	1,000
임신기 및 수유기	1,200~1,500
50세 이후(폐경기)	
├ 에스트로겐 복용 시	1,000
└ 에스트로겐 비복용 시	1,500
65세 이후	1,500
남성	
25~65세	1,000
65세 이후	1,500
학령기와 청소년기(11~24세까지)	1,200~1,500
아동기(10세까지)	800~1,200
유아기(1세까지)	400~600

※자료 출처 : 미국 국립보건원의 교감보고서(Vol.12, No.4) 1994년 6월호 참조

도의 척추 압좌 골절이 줄어들었다고 보고하고 있다.

수백만의 서구 여성들이 식사를 통한 칼슘 섭취량을 증가시키고 있으며, 하루에 1,500mg을 넘어서는 경우도 있다. 그러나 인체가 흡수하고 효율적으로 이용하는 적정치는 있게 마련이다. 경우에 따라서는 과도한 칼슘 섭취가 건강상의 문제를 일으킬 수도 있으며, 적절한 양을 섭취했을 때 얻을 수 있는 칼슘의 이점이 감퇴될 수 있다. 1일 권장량은 적절한 칼슘요구량을 알려 주는 유익한 지침이다표8 참조.

폐경이란 단순한 사건이 아니며 여러 해에 걸쳐 일어나는 일련의 진행 과정으로, 뼈는 생리가 멈추기 전부터 벌써 가늘어지기

표9 각국의 칼슘 섭취량과 골반 골절과의 관계

각국	칼슘 섭취량(약 mg/일)	골반 골절률(십만 명당 기준)
남아프리카(흑인)	196	6.8
홍콩	356	45.6
싱가포르	389	21.6
뉴기니	448	3.1
유고	588	27.6
스페인	766	42.4
이스라엘	794	93.2
덴마크	960	165.3
미국	973	144.9
영국	977	118.2
네덜란드	1,006	87.7
노르웨이	1,087	190.4
스웨덴	1,104	187.8
아일랜드	1,110	76.0
뉴질랜드	1,217	119.0
핀란드	1,332	111.2

※참조 사항 : 칼슘 섭취량이 높은 국가일수록 골반 골절률이 높음(Messina and Messina, 1994)

시작한다. 마지막 생리가 끝난 이후 약 5년에서 10년 사이에는 뼈의 손실이 급격해지기 때문에, 폐경기 이전과 진행 중인 시기는 물론, 그 이후에도 칼슘의 섭취를 적절히 유지하는 것이 매우 중요하다. 일부 연구에서 나이 든 여성의 경우 칼슘의 섭취가 뼈의 손실을 늦추어 준다고 보고하고 있지만, 가장 좋은 방법은 순환되는 에스트로겐이 심각하게 줄어드는 폐경기 때에 급격히 뼈의 손실이 일어나는 것을 예방하는 것이다. 더욱 어려운 것은 폐경기 이후의 뼈 손실을 예방하기 위하여 호르몬 대체요법을 따를 것인가를 결정하는 일이다. 필자는 이러한 여성들의 장기간에 걸친 호르몬 대체요법의 위험성이 염려된다. 칼슘 보충제를 복용하는 것은 별일이 아닐 수 있으나, 일생 동안 에스트로겐대체요법을 따르는 것은 전혀 별개의 문제이다. 이를 보다 확실히 하기 위하여 호르몬 대체요법과 칼슘 보충을 동시에 실시한 경우, 많은 폐경기 이후의 여성들에게서 뼈 손실을 현저하게 줄였다는 보고도 있다. 하지만 우리는 항상 호르몬 대체요법의 위험성을 잊지 말아야 하며 비용에 대한 효과도 따져 보아야 한다. 필자는 콩에서 발견되는 식물성 에스트로겐이 아이소플라본이 합성 에스트로겐을 선택하지 않은 여성들에게 안전한 것은 물론, 적절한 선택이 될 수 있다는 사실을 강조하고 있다. 콩에는 칼슘이 함유되어 있음은 물론 뼈의 건강을 유지시켜 주는 중요한 성분도 지니고 있다는 것도 다시 한 번 강조하고 싶다.

▶ 콩이 어떻게 골다공증의 예방에 도움이 되는가?

앞서 설명하였듯이, 동물성 단백질을 섭취하는 사람들은 식물성 단백질을 섭취하는 사람들에 비해 골다공증에 걸리는 비율이 높다. 예를 들어, 영국이나 미국, 그리고 스칸디나비아 등지의 여러 나라에는 나이 든 사람들 중 골반 골절이 많지만, 남아프리카의 흑인들이나 홍콩의 중국인들의 경우에는 훨씬 적다는 것이다. 이는 서구 여러 나라 사람들의 경우 유가공품을 통한 칼슘 섭취가 많기 때문으로, 이러한 자료를 이해하는 데는 설명이 필요하다. 서양 사람들은 동물성 단백질을 주로 섭취한다. 우리가 흔히 인용하는 "버는 것보다 지키는 것이 중요하다"라는 속담은 인체의 칼슘에 대해서도 그대로 적용될 수 있다. 목표는 우리가 섭취한 칼슘을 잘 간직하고 효과적으로 이용하는 것인데, 여기에 콩이 등장하는 것이다.

이러한 현상을 잘 설명하기 위해, 동물성 단백질이 소변을 통한 칼슘의 배설을 촉진시키기 때문이라고 하면 이해가 된다. 반면 콩 단백질은 칼슘 절약 효과를 지니고 있는데, 이 뜻은 콩이 흡수한 칼슘을 보다 많이 간직하도록 도와준다는 것이다. 이 말은 식사를 통한 적절한 칼슘 섭취의 중요성을 무시하려는 것이 아니라, 칼슘의 섭취 못지않게 흡수한 칼슘을 잘 간직하는 것도 중요하다는 것을 강조하고자 하는 것이다.

일단 칼슘의 섭취가 부족한 경우에는, 소변을 통한 손실이 골격의 건강에 보다 큰 희생을 초래한다. 과다한 단백질 섭취와 소변을 통한 칼슘의 손실과의 관계를 연구해 보면, 서구 사회에서 골다공증이 빈발하는 중요한 이유 중의 한 가지를 찾아냈다고 결론지을 수 있다.

1980년대, 동물성 단백질이 풍부한 식사와 칼슘 대사의 관계 및 특히 신장 결석과의 연관 관계를 조사한 연구가 발표된 바 있다. 세 그룹으로 나누어 한 그룹은 육류와 치즈로부터 단백질을 섭취하고, 다른 한 그룹은 치즈, 달걀, 두유 및 식물성 조직 단백으로 부터 단백질을 섭취하였다. 그리고 나머지 한 그룹은 콩 단백질로만 단백질을 섭취하게 하였다. 그 결과, 첫 번째 그룹은 세 번째 그룹보다 50%나 더 많은 양의 칼슘을 소변을 통해 배설하였다. 두 번째 그룹에서도 많은 양의 칼슘을 배설하였지만, 육류와 치즈를 섭취한 그룹보다는 많지 않았다.

표10 각국에서의 동물성 단백질 섭취량과 골절률 비교

각국	동물성 단백질 섭취량(약 g/일)	골절률(십만 명당 기준)
남아프리카(흑인)	10.4	6.8
뉴기니	16.4	3.1
싱가포르	24.7	21.6
유고	27.3	27.6
홍콩	34.6	45.6
이스라엘	42.5	93.2
스페인	47.6	42.4
네덜란드	54.3	87.7
영국	56.6	118.2
덴마크	58.0	165.3
스웨덴	59.4	187.8
핀란드	60.5	112.2
아일랜드	61.4	76.0
노르웨이	66.6	190.4
미국	72.0	144.9
뉴질랜드	77.8	119.0

※참고 자료: 「Messina 와 Messina」, 1994

222

이 연구는 칼슘의 손실을 막기 위해 콩 단백질을 식단에 첨가하는 것이 중요하다는 사실을 분명히 해준다. 현실적으로는 우리가 식사나 보충제를 통해 섭취하는 칼슘의 절대량보다 우리가 흡수한 칼슘을 어떻게 간직하느냐 하는 것이 더욱 중요하다는 사실을 말해 준다. 콩 단백질이 풍부한 식사가 노화와 관련된 뼈의 손실을 늦추어 주고, 뼈 손실 전체량도 감소시켜 준다는 이러한 사실은 동물 실험을 통해서도 다시 확인되었다. 이러한 점에서 콩 단백질을 섭취하는 것은 골다공증을 예방하는 강력한 수단이 된다는 것을 알 수 있는 것이다. 콩을 이용하여 만든 콩 식품이나 영양 보충제에는 콩 단백질에 늘 붙어 다니는 콩 아이소플라본 역시 풍부하다. 그러므로 성인 여성에게는 곧바로 이용될 수 있는 소지가 있는 것이다.

또한 두유에도 아이소플라본이 포함되어 있는데, 일부 두유 중에는 칼슘과 비타민D까지도 강화된 것이 있다. 한국의 정재원 박사는 유아용 두유를 비롯하여 각종 콩 음료 제품을 개발하는 데 일생을 바친 소아과 의사이다. 그가 약 30년 전 창립한 (주)정식품에서는 성인을 위해 개발된 「베지밀 A」라고 불리는 두유 제품을 생산하고 있다. 칼슘과 비타민D가 강화된 제품은 콩 아이소플라본도 포함하고 있기 때문에 뼈의 건강을 염려하는 성인들에게 특히 더할 나위 없는 제품이다.

칼슘과 콩을 함께 섭취하자

콩 단백질이 어떻게 뼈의 손실을 예방해 주는가에 대한 것은 아직 분명치 않다. 그러나 아마도 콩의 아미노산 조성과 관련된 듯하다. 콩 단백질에는 함황 아미노산이 적은 경향이 있는데, 이러한 점이 소변의 칼슘 농도를 줄여 주는 역할을 하는 것 같다. 칼슘이 골다공증을 예방하는 데 있어 긴요한 것이라는 데는 이론의 여지가 없다. 이외에도 규칙적인 운동과 흡연 및 음주를 피하는 것도 도움이 된다. 이상적인 방법은 콩 단백질과 함께 칼슘을 적절히 섭취하는 것인데, 영양 보충제를 복용하거나 필요한 경우에는 적은 양이나 적절한 양의 유제품을 함께 먹는 것이 바람직하다. 그러나 다른 어떤 이유로 유제품을 피해야 하는 소비자의 경우, 특히 여성의 경우에는 칼슘 보충제와 콩 단백질의 조합이 효과적인 방법이 될 것이다.

분말 형태의 칼슘이 보강된 콩 단백질을 섭취하는 것은 칼슘과 콩을 동시에 섭취할 수 있는 가장 편리한 방법이다. 잊지 말아야 할 것은 콩에도 일부 칼슘이 포함되어 있다는 것이며, 국립 보건원에서도 칼슘이 포함된 콩 식품이 훌륭한 식이칼슘이라고 말하고 있다는 사실이다. 이러한 분말 형태의 제품은 오렌지 주스와 같은 일상적인 식품에도 칼슘을 첨가하는 것이 효과적인지를 놓고 벌어지고 있는 논쟁에서도 거론되고 있다. 필자는 콩 아이소플라본과 칼슘은 중요한 가치가 있기 때문에, 칼슘과 비타민D가 보강된 두유가 우유보다 더 매력적인 음료라고 생각한다. 이러한 사실은 뼈의 건강을 위하여 우유를 마셔야 한다는 사람들의 주장을 일축해 버리는 것이다.

▶ 아이소플라본의 교묘한 기능

콩 아이소플라본이 그 어느 때보다 관심을 끌고 있는 것은 에스트로겐의 성질 때문이다. 예를 들어, 합성 아이소플라본인 이프리플라본의 임상 실험 결과는 폐경기 이후 여성의 뼈 밀도를 증가시켜 준다는 것을 보여 주었다. 이프리플라본이 사람에게 투여되면, 일부분이 주요 아이소플라본인 다이드제인으로 변환된다. 이프리플라본은 미국에서는 아직 허가 받지 못했지만, 유럽에서는 골다공증의 치료제로 허가 받은 바 있다.

뭔가 좀 이상하지 않은가? 제약회사에서 합성약품을 만들어 그것이 인체 내에서 아이소플라본으로 변화되도록 한다는 것은 정말 모순이 아닐 수 없다. 당신은 왜 아이소플라본이 직접 주어지지 않는 것인가 하고 궁금해 할 것이다. 여기에는 분명히 재산권에 대한 생각이 개입되어 있다. 그러나 더 분명한 사실은 콩 아이소플라본이 폐경기 이후의 여성에 있어 뼈 밀도를 증가시켜 주는 능력이 있다는 것이다.

일리노이 대학의 어드만Erdman 박사와 그의 동료들은 아이소플라본을 함유한 콩 단백질을 식단에 첨가하기만 하면 뼈 밀도가 증가하여 골다공증을 치료할 수 있다는 분명한 사실을 밝혀냈다. 다르게 표현하자면, 아이소플라본은 단지 뼈 손실을 늦추어 주는 것뿐만 아니라, 새로운 뼈 조직을 형성시켜 주는 잠재력이 있다는 사실이다. 어드만 박사의 연구는 폐경기 이후의 여성을 상대로 실시한 것이며, 또 다른 동물 실험에서도 콩 아이소플라본의 유사한 효과를 입증한 바 있다.

골다공증을 치료하기 위한 최근의 의약품은 중인산염이 대표적이지만 이것은 부작용을 일으킨다. 의학계는 어째서 천연의 콩 아이소플라본에 대한 어드만 박사의 중요한 관찰 결과에 대하여 "함구"하고 있는지 놀라울 따름이다.

▶ 철의 흡수를 방해하는 칼슘 보충제

칼슘 보충제에는 여러 가지 종류가 있으나 일반적인 재료는 무기 칼슘염들이다. 그러나 이러한 것들은 흡수되는 정도를 예측할 수 없고 또한 철의 흡수를 방해하는 것으로 알려지고 있다. 탄산 칼슘은 서구 시장에서 상당량이 생산되고 있는 보충제이다. 이러한 칼슘 보충제는 골다공증을 예방하고 치료해 주는 데 중요한 역할을 계속할 것으로 보이며, 칼슘 보충에 대한 연구도 계속 이어질 것이다. 그러나 우리는 콩의 효능에 대한 지식과 어드만 박사의 연구 결과를 바탕으로, 아이소플라본을 함유한 콩 단백질을 보다 많이 섭취함으로써 콩의 여러 가지 효능과 함께 칼슘 보충제의 이점을 상승시켜 줄 수 있다.

▶ 관절염을 예방·치료해 주는 콩

골다공증과 골관절염은 상호 밀접한 관계가 있다. 관절염의 가장 보편적인 형태가 골관절염인데, 이것은 전형적으로 뚜렷한 염증 없이 나타나는 것으로, 소위 "닳아서 없어지는 소모성" 관절염인 것이다. 류마티스성 관절염은 보다 심각한 질환으로, 불구가 되는 것이 보통이다. 모든 형태의 관절염의 원인 중의 하나가 바람직하지 않은 혈관 신생 작용이다. 이러한 혈관 신생 현상은 관절 내부와 주변에 발생하는데 관절의 섬유성 경직으로 인한 염증 덩어리Vascular Pannus가 생기는 것이다. 콩의 아이소플라본인 제니스타인과 다이드제인은 혈관 신생 작용을 억제하는 능력이 있기 때문에 관심을 기울일 필요가 있다. 이러한 아이소플라본의 성질에 대해서는 뒤에서 자세히 다루고자 한다. 관절염을 앓고 있는 사람들에게 콩 식품이 어떠한 효과가 있는지에 대해서는 별로 연구된 바 없다. 그러나 여러 다른 원인으로 인한 관절염을 콩의 구성 성분으로 예방하거나 치료할 수 있을 것이라는 생각에는 그럴 만한 이유가 있다.

최근 오메가3 지방산이 류마티스성 관절염의 치료에 중요한 역할을 한다는 사실이 의학 잡지에 게재되어 인기를 끌고 있다. 그런데 콩에는 오메가3 지방산의 전구체가 포함되어 있으므로 류마티스성 관절염을 앓고 있는 사람들이 콩 위주 식사로 효과를 보고 있다는 이야기가 맞는 듯하다.

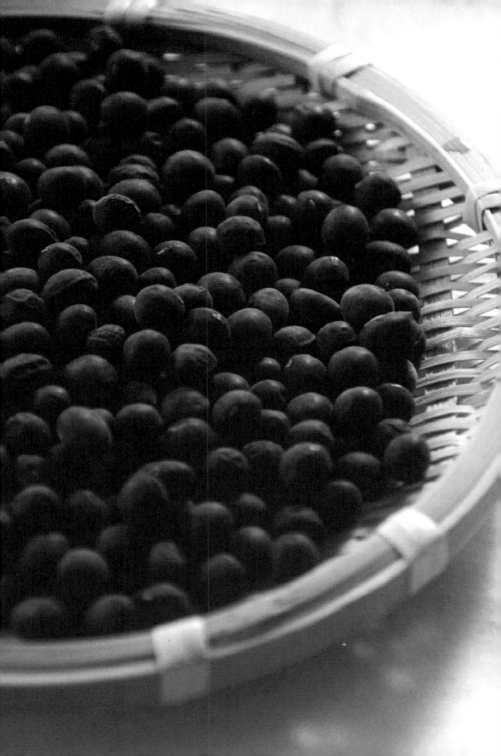

암으로부터의
탈출

The
Soy Revolution

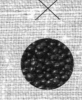

암은
단순한 하나의 병이나
하나의 과정이 아니다.

그것은 여러 단계의 과정이며 많은 화합물질이 관여하고 있고 여러 세포에서 일어나는 것이다. 이러한 과정은 개시 단계인 발암 물질이 인체 내로 들어오는 것부터 시작된다. 발암 물질이란 세포에 손상을 끼치는 것으로써, 어떤 점에서는 암을 촉발시키는 물질이기도 하다. 그러나 만일 발암 물질이 우리의 신체에 들어올 때마다 암이 발생한다면, 인류는 오래 전에 멸종하였을 것이다. 우리의 신체는 여러 가지 화학 반응에 대하여 견디게 되어 있으며, 여러 가지 질병을 예방하고 질병이 발전하는 것을 막는, 놀라울 정도로 복잡한 자원들로 가득하다. 우리가 면역 시스템이라고 말할 때, 우리는 아주 신비스럽고 복잡한 것을 이제 겨우 알기 시작한 것을 의미한다. 면역 체계는 암과 싸우기 위하여 매우 중요하다.

발암 물질이 인체 내에 들어오면, 일부의 세포에 변화를 유발한다. 이 경우 손상 받은 세포는 추후 언젠가 질병을 일으키는 과정 중의 하나가 될지도 모르지만, 당장은 세포 그 자체로나 그 내부

230

에서 곧바로 암이 생기는 것은 아니다. 사실 손상 받은 세포는 수십 년 동안 잠복해 있다가 분열 성장을 개시하도록 만드는 환경적 요인이 생겨났을 때야 암으로 자라나기 시작한다. 이러한 것을 보면 손상된 세포는 잠들어 있는 것이며 주변의 다른 세포에 아무런 해를 입히지 않는 것이라고 생각할 수 있다. 그러나 그 세포가 활성화되기 시작하면, 주변의 다른 세포에 해를 입히기 시작한다. 그러므로 신체를 보호하고 우선 여러 가지 암 발생 예방에 관한 연구는 진정 우리에게 실행 가능한 가장 중요한 정보인 것이다.

▶ 암의 발생 과정

가장 간단히 설명하자면, 암의 예방이란 세포에 손상을 가장 적게 주는 것이요, 잠복해 있는 세포를 그대로 놓아두는 것이며, 그들을 정상 세포로 회복시키는 것이라고 말할 수 있다. 분명한 것은 암이 발생하는 데는 여러 가지 경로가 있으며, 대부분의 경우 세포에 손상을 주고 그리고 그 세포가 활성화되는 일련의 사건들이 일어나야 한다는 것이다. 또 암의 원인으로는 유전적 요인이 있으며 젊은 성인이나 어린이에게도 암이 발생하기는 하지만, 일반적으로 나이를 먹어 감에 따라 면역 체계가 약화되었을 때에 나타나는 것이다.

우리는 항상 배기가스나 자외선, 또는 독성 금속 성분 등 여러 가지 발암 물질에 노출되어 있기 때문에 암의 초기 단계에 있다고

231

암종류	조기증상	진단방법
식도암	Barrett'sEpithelium(상피)	내시경 조직 검사
대장암	선종상용종(양성의 폴립상 선종)	변 검사, 내시경 검사
유방암	유선 내 초기암 증상	자가 진단, 유방 X선 검사
경부암	다양한 이형성증	경부 표본 검사
방광암	방광 내 폴립상 형성	소변 검사, 세포 검사
자궁암	종양 형성	소파술
폐암	기관지 상피 이형성증	흉부 X선 검사, 기관지 내시경 검사

말할 수는 있다. 가급적 그러한 물질들에 노출되지 않기를 바라지만, 보호막에 싸인 채 지낼 수는 없는 것이다. 가장 좋은 방법이란 올바른 생활습관을 통해 손상된 세포들이 깨어나거나 촉발되지 않도록 저지하는 것이다.

▶ 거주지 및 식습관에 따른 암 발생률

금세기 들어, 상당수의 사람들이 아시아로부터 미국이나 다른 서구의 국가로 이동하였다. 두 세대 정도에 걸친 이들 이민 여성들의 경우, 유방암에 걸리는 확률이 유럽 국가에서 온 미국 여성들과 같은 정도이다. 이러한 점으로 미루어 보아도 유전적 소인만으로는 모든 것을 해명할 수 없는 것이다. 대신 환경 인자들이 중요한 역할을 한다고 생각한다. 분명한 요인은 식사와 영양이다. 일본이나 중국에서는 콩이 매우 중요한 식품이다. 그러나 미국의 토양에서 아시아 이민자들은 한두 세대 이내에 식단이 변하여, 일본계나 중국계 이민자들은 전형적인 미국식 식단에 길들여진다. 유방암과 전립선암의 발생률은 식단의 변화를 그대로 반영하는 것이다.

남성의 전립선암에 대한 다른 연구에서 보면, 콩이 신체를 보호하는 역할을 하고 있다는 가설을 지지할 수 있는 단서를 제공하고 있다. 20여 년에 걸쳐 수행된, 하와이에 사는 일본인 남자들에 대한 연구에서, 콩을 규칙적으로 섭취하는 사람이 대체로 전립선질환 발병률이 낮다는 사실이 밝혀졌다. 간단하게 이야기하자면, 일주일에 한 번 정도 또는 그 이하로 두부를 섭취한 사람은 매일 두부를 섭취한 사람들에 대하여 3배 정도 전립선암에 걸릴 확률이 높다는 것이다. 이 연구에서 두부는 콩 식품의 대표적인 것으로, 가장 예방 효과가 뛰어난 식품으로 밝혀졌다.

대장암과 위암에 관한 다른 연구에서도 콩이 암을 예방하는 관계에 대하여 신뢰도를 높여 주고 있다. 예를 들자면 중국에서 수행된 연구 결과, 두유를 섭취하는 사람들은 그렇지 않은 사람들에 비하여 위암이 걸릴 가능성이 매우 낮다고 한다. 또 다른 중국에서의 연구를 살펴보더라도, 두유뿐만 아니라 콩 식품을 섭취하는 사람들은 위암에 걸릴 위험이 40%나 낮다. 하와이에 거주하는 일본계 사람들에 대한 연구에서 역시 두부를 섭취하는 사람들의 대장암 발생률은 3분의 1 정도 낮다고 한다.

일본인들에 대한 연구 결과에서는, 콩이 직장암의 위험도를 80%, 대장암의 위험도를 40% 정도 낮추어 준다고 발표되었다. 이러한 연구 결과들은 비교적 적은 양의 콩을 섭취하기만 하여도 암을 상당히 예방한다는 결론을 내리게 해준다. 미국 암협회에서는 직장암과 대장암은 예방 가능한 것이라 생각하고 있으며, 많은 학자들이 암 발생과 식사 습관은 서로 관련되어 있다는 인구 조사 결과를 신중히 받아들이기 시작하였다. 이러한 콩에 대한 효과는 더 이상 대충 넘어갈 일도 아니고 단순히 무시될 일도 아닌 것이다.

▶ 콩의 항암 효과 인구 조사 연구에서 실험실 연구까지

과학 분야에서는 보다 명확하게 정의하기 위해서 인구 조사 결과보다는 더 많은 자료를 필요로 한다. 우리는 이러한 인구 조사를 통하여 콩을 매일 식단에 첨가하라고 널리 권장하고 있지만, 이것으로 모두 해결될 일도 아니고, 과학적 요구를 모두 충족시키지 못하고 있는 것도 사실이다. 그러나 동물 실험은 우리가 실험실 내에서 조건들을 조정하고 통제할 수 있기 때문에 사람을 대상으로 한 연구에서 불가능했던 것을 찾아낼 수 있다. 마크 메시나 박사와 버지니아 메시나 박사는 일련의 동물 실험에서 콩 위주의 식단이 항암 효과를 나타낸다는 사실을 밝혀냈다. 그들은 그 연구 결과를 〈대두와 당신의 건강The Simple Soybean and Your Health〉이라는 책으로 발간하였다. 그러나 많은 연구 결과 중 가장 중요한 것은 앨라배마 대학의 반네스 교수와 그의 연구진이 수행한 연구일 것이다. 수년 전에 발표된 바에 의하면, 실험실에서 양육한 쥐에게 적

234

절한 양의 콩 제품을 제공한 결과 암이 예방되었다는 것이다. 이 증거는 너무도 명확한 사실이기 때문에 과학계에 커다란 회오리 바람을 일으켰으며, 일반인들로 하여금 콩에 대한 호기심을 불러 일으켰던 것이다. 또 잇달아 콩이 항암 효과를 나타낸다는 많은 연구 결과가 발표되었는데, 가장 중요한 항암 원리는 콩 아이소플라본이라는 것이다.

역학적 조사 결과와 동물 실험을 종합해 보면, 단순해 보이는 콩 식물이 뚜렷한 항암 효과를 지니고 있다는 결론을 내릴 수 있다. 그러나 아직도 의문이 많다. 「콩의 어떤 성분이 이런 항암 효과를 나타내는가? 특정한 화합물의 작용인가, 아니면 콩 식품류 전체가 그러한 항암 효과를 나타내는가?」 하는 것들이다.

▶ 더 찾아내야 할 성분들

콩의 성분 중 가장 널리 연구되고 있는 것은 단연 아이소플라본이다. 아마도 기억하겠지만, 아이소플라본은 많은 종류의 후라보노이드 중 하나이며 식물성 에스트로겐이다. 식물성 에스트로겐은 과거 한때 인체에 미치는 효과가 잘못 인식되어 매우 위험한 물질로 믿어졌었다. 그러나 이제는 아이소플라본이 신체 내의 에스트로겐과 화학적으로 유사하며 약한 에스트로겐 효과를 나타낸다고 밝혀졌다.

유방암 중에는 에스트로겐에 민감한 암이 있다. 이 말은 에스트로겐호르몬이 암의 성장과 관련되어 있다는 것이다. 천연 에스트로겐은 유방 세포의 에스트로겐수용체와 결합하여 유방 세포의 분화를 촉진시킨다. 잠복 중인 암이 있을 경우에는 에스트로겐이 그 성장을 촉발시킬 수 있으므로 에스트로겐은 경우에 따라 암을 촉진시키는 물질이 되는 것이다. 때문에 신체 내에서 천연 에스트로겐이 순환되는 것을 막는 화학요법제들이 이용되기도 한다. 그러나 아이소플라본은 에스트로겐수용체와 결합할 수 있으며, 이로 인해 보다 강력한 천연 에스트로겐이 결합하여 세포에 영향을 미치는 작용을 막아 주는 것이다.

타목시펜 이야기

타목시펜은 유방암 치료제의 일종으로 그 작용은 콩의 아이소플라본과 흡사하다. 즉 에스트로겐수용체에 결합, 암세포의 성장을 억제시키는 역할을 하는 것이다. 타목시펜은 그간 약 20년에 걸쳐 유방암 치료에 사용되어 왔는데 지난 1998년, 타목시펜과 유방암 예방에 대한 연구가 발표됨으로써 다시 한 번 관심의 대상이 되고 있다. 미국 국립 암연구소의 리차드 클라우즈너Richard Klausner 박사의 발표에 의하면, 타목시펜을 복용한 약 14,000명의 그룹은 그렇지 않은 집단에 비해 유방암 발생률이 절반으로 감소했다고 한다. 이는 물론 반가운 소식이었다. 그러나 타목시펜 복용에는 심각한 부작용이 뒤따른다. 타목시펜을 복용한 그룹 중, 비복용 그룹에 비해 약 3분의 1 정도가 혈액 응고를 경험했을 뿐만 아니라, 이러한 현상이 발생한 확률도 비복용 그룹에 비해 2배 이상이었다.

표11 미국과 주요 콩 섭취국과의 유방암 사망률 비교

국가	콩 섭취량(g/일)	유방암 사망률	전립선암 사망률
일본	29.5	6.0	3.5
한국	19.9	2.6	0.5
홍콩	10.3	8.4	2.9
중국	9.3	4.7	미확인
미국	극소량	22.4	15.7

※참고문헌 : 사망률은 인구 10만 명당 기준임

 그 밖에도 타목시펜 복용 그룹에서는 각종 부작용이 발생되었
다. 결국 이는 특정 질환 치료를 위해 의사가 환자에게 각종 부작
용이 따르는 약을 처방하게 되는 격이다. 여기에서 우리는 다시 한
번 히포크라테스 선서의 「무엇보다도 해가 없어야 한다Above all, do no
harm」는 내용을 상기할 필요가 있다. 별다른 처방이나 방법이 없어
어쩔 수 없이 택해야 하는 경우라면 모르겠지만, 콩의 식물성 에
스트로겐인 제니스타인과 다이드제인의 연구 결과, 이 성분들은
타목시펜의 유익 효과만을 내는 이상적인 대체제가 될 수 있다.
 이러한 콩의 성분들은 타목시펜처럼 에스트로겐 수용체에 결합
하여 항 에스트로겐, 즉 유방암 억제 역할을 할 뿐만 아니라 콜레
스테롤을 낮추고 골 손실을 감소시키는 작용을 한다. 또한 콩의
식물성 에스트로겐은 자궁암을 발생시키지도 않을뿐더러 혈액 응
고 현상을 억제시키는 역할도 한다. 그럼에도 불구하고 이러한 콩
의 유익성이 타목시펜처럼 많은 관심을 받지 못하고 있는 점은 무
척 안타까운 일이다. 만일 미국 암연구소가 타목시펜에 투자했던

237

만큼의 지원을 하여 기꺼이 콩의 아이소플라본을 연구한다면, 그 결과는 대단할 것이 분명하다.

▶ 남성들도 호르몬 관련 암에 걸릴 수 있다

이미 알다시피, 어떤 암들은 성장 속도가 빨라서 신체 전체로 급속하게 퍼져 나가기도 하고, 어떤 종양들은 그 반대로 여러 해에 걸쳐 징후가 나타나기도 한다. 아이소플라본의 하나인 제니스타인은 콩에만 함유된 것이기 때문에 콩을 주식으로 하는 인구 조사는 의미가 있다. 예를 들면, 학자들은 일본 남자들도 전립선암에 걸리지만 성장 속도가 매우 느리기 때문에 치명적인 질병이 되지 않는다는 것을 주목하였다. 즉, 일본 남성들은 전립선암이 성장하여 주변의 림프절이나 뼈로 확산되기 전에 다른 질환으로 사망한다는 것이다.

암의 확산 즉, 암의 전이는 고통이나 장기 기능의 저하는 차치하더라도 신체 전체에 엄청난 손상을 가져오는 것이 보통이다. 전이된 암은 조절하거나 제한하기 훨씬 더 어렵다. 이처럼 환경 변수를 다시 생각해 보지 않을 수 없는 것이, 일본 남성들의 전립선암은 미국 남성들에 비하여 자라는 속도가 훨씬 느리다는 것이다. 이것은 암 발생률의 차이와는 다른 이야기로, 일단 발생한 전립선암의 성장이 늦어진다는 중요한 사항이다. 제니스타인은 전립선암의 진행을 저지하는 역할을 하는 듯하다. 1980년대에 들어서야 보고되었던, 암세포의 성장을 유발하는 신호를 막아내는 물질들에 관하여 연구하던 일본의 학자들은 제니스타인이 그러한 효과가 있다는 것을 발견하였다.

이미 설명했듯이, 암이란 여러 단계를 거쳐 생기는 질병이다. 그중의 하나가 세포의 성장과 분열에 관계하는 표피 성장 인자Epidermal growth factor의 활성화 과정이다. 타이로신 키나제Tyrosine kinase와 같은 효소는 표피 성장 인자를 촉진시키고 활성화시킨다. 반면 제니스타인은 이러한 타이로신 키나제를 저해하고 막아 버림으로써 암세포의 성장 신호를 방해하는 것이다.

분명히 이야기하자면, 아이소플라본의 하나인 제니스타인이 암세포를 공격하거나 말살시키는 것은 아니다. 제니스타인은 치열한 방법이 아니라 훨씬 부드러운 방법으로 작용한다. 유감스럽게도 대부분의 사람들은 암을 예방하고 치료하는 것을 마치 좋은 물질로 나쁜 암세포를 몰아내는 것과 같은 전쟁의 하나로 생각한다. 그러나 실제 이야기, 실제의 기적은 신체가 심각한 손상을 입지 않을 만큼 암의 성장을 방해하고 암의 활성화를 예방하는 신체의 능력이라는 것이다. 이 "전쟁"은 인류가 이 혹성에 나타난 이후로부터 진행되어 온 것으로 매우 미묘한 균형을 일으키는 것이다.

▶ 암세포의 성장을 방해하는 제니스타인

일본 남성과 핀란드 남성을 대상으로 한 연구에 따르면, 일본 남성의 경우 놀랍게도 핀란드 남성에 비해 혈중 아이소플라본의 수치가 100배나 높게 나타났다. 그중에서도 가장 많이 나타나는 것은 아이소플라본 중 제니스타인이었다. 물론 제니스타인 하나가 전립선암이 활성화되는 것을 막고 퍼져 나가는 것을 예방한다고 단정할 수는 없지만, 연구 결과는 매우 고무적이며 연구할 가치를 더해 준다.

제니스타인의 다른 기능, 즉 혈관 신생 작용을 막아 주는 역할에 대한 연구하는 학자들도 있다. 암적 종양은 영양을 공급받기 위해 새로운 혈관을 필요로 한다. 동물 실험을 통해 제니스타인이 이러한 혈관 신생 작용을 막아 주는 것을 확인한 바 있는데, 사람에게도 같은 작용을 할 수 있을 것으로 추측된다. 또 제니스타인은 단지 호르몬 관련 암에 대해서만 효과가 있다는 것이 아니라 보다 광범위한 영역의 암세포 성장을 방해하는 역할을 할 수 있다고 생각된다.

▶ 중요한 항산화제들

불과 십여 년 전만 하더라도, 대부분의 일반인들은 항산화제라는 말은 들어 보지도 못했다. 그러나 이제 학자들은 항산화제들이 암을 예방하는 역할이 있다는 것을 명확하게 밝혀냈다. 항산화제는 인체 내에 있는 유리기의 나쁜 작용을 막아 준다. 다시 설명하자면, 세포 내의 유전 정보를 지니고 있는 염색체를 구성하는

DNA의 변이를 촉발시키고 세포막을 훼손하는 변질된 산소를 막아 준다는 것이다. DNA의 변이는 암과 같은 여러 가지 이상 증세를 불러일으킨다.

가장 잘 알려진 항산화제는 비타민C와 비타민E 그리고 베타카로틴 등이며 그 밖에도 많은 물질들이 강력한 항산화제 역할을 수행한다. 곡류, 견과류, 콩과 같은 식물체에서 발견되는 피트산은 유리기에 대항하여 씨앗을 보존하는 데 도움을 주며 생명을 연장해 준다 발아하지 않은 콩 씨앗은 수백 년 동안이나 살아 있다. 피트산Phyticacid은 착염 효과가 있다고 하는데 이를 간단히 설명하자면, 피트산 분자가 금속 성분과 결합하는 성질이 있다는 뜻이다. 피트산은 철분과 쉽게 결합한다. 철분이 산소와 결합하면 유리기가 형성되고 이것은 다시 세포의 DNA를 위협하는 것이다. 그런데 피트산은 철분과 결합하여 산소와 반응하지 않도록 함으로써 이러한 손상을 예방한다. 이러한 능력을 강력한 항산화 작용이라고 하는 것이다. 템페나 간장 같은 콩 식품은 강력한 유리기 제거 식품으로 알려져 왔는데, 그 말은 면역 기능을 효과적으로 작동하도록 도와주는 중요한 역할을 한다는 뜻이다.

과학자들은 강력한 발암 물질들이 식품 제조 공정이나 요리 과정에서 생성될 수 있다는 것을 알고 있다. 예를 들면, 쇠고기를 높은 온도에서 구울 때, 많은 양의 강력한 발암성 물질들이 생산된다. 그러나 10% 정도의 콩 단백질을 갈아서 쇠고기에 첨가하면 이러한 발암 물질의 형성을 막아 준다고 한다. 이러한 발견은 식이 조절에 대한 충고를 하고 싶게 만든다. 오래전부터 음식에 포함된 발암 물질은 결코 피할 수 없는 것임이 주지의 사실이었다. 그러나 정말로 반가운 일은 콩 식품이 다른 식품에 있는 발암 물질들을 저지할 수 있다는 명백한 사실을 밝혀냈다는 점이다. 다시 말하자면, 우리는 식품으로 인해 발생할 수 있는 해로운 작용을 한 가지 식품으로 모두 해결할 수 있다는 것이다.

▶ 대장암을 예방하는 콩의 역할

소화 과정은 매우 복잡하며, 음식이 어떻게 소화되고 흡수되는지에 대하여 설명하는 것은 이 책의 범위가 아니다. 그러나 소화에 대해 미치는 콩의 효과는 대장에서 발견되는 세균 균총에 대한 것이다. 정상적인 상태의 대장에는 우리가 섭취한 모든 음식들의 대사 과정을 도와주는 세균들로 가득하다. 하지만 일부 세균들은 해롭기도 하며 신체의 균형을 깨뜨리기도 한다. 라피노스와 스타키오스와 같이 콩에서 발견되는 올리고당은 대장 내의 유익한 세균의 먹이가 된다. 일부 학자들의 연구에 의하며, 스타키오스와 라피노스가 포함된 콩 식품은 장내 유익균의 증식을 도와준다고 한다. 유익한 균들이 잘 자라면 나쁜 세균들을 몰아내는 것이다. 그러나 이러한 효과를 위해 굳이 많은 양의 이런 당을 섭취할 필요는 없다. 일부 연구에서는 콩이 동물의 대장에서 폴립암의 전단계 형태의 성장을 억제하며, 이것이 대장암을 강력하게 막아 주는 효과를 입증하는 것이라고 주장한다.

242

콩에 포함되어 있는 콩 섬유질과 이러한 올리고당이 함께 대장 암을 예방하는 것이라고 추정할 수 있다. 그러나 우리의 이러한 결론은 추정에 의한 것으로 콩의 예방 효과에 대하여 충분히 이해 하려면 더 많은 연구가 필요하다.

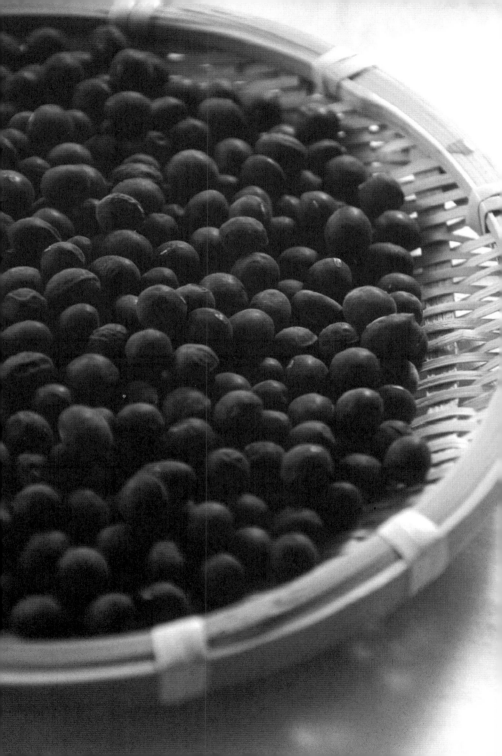

유제품과 콩,
그 현격한
차이점

The
Soy Revolution

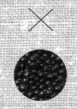

콩 식품의 역사는
아시아의 역사 · 문화와
깊은 연관이 있다.

콩은 값싸게 구입할 수 있는 영양 소재로서, 아시아 여러 국가 음식의 중요한 부분이 되어 왔으며, 특히 두유는 콩 식품 중에서도 널리 이용돼 오고 있다. 그 이유는 유당을 소화시키지 못하는 유당불내증이 흔한 아시아인들에게 우유는 적절치 않은 식품이기 때문이다.

▶ 유당불내증Lactose Intolerance

유당Lactose은 우유의 주요 당분으로, 그 소화효소인 락타아제 Lactase, 유당 분해 효소가 필요하다. 락타아제는 보통 소장에 있으며 유당을 포도당과 갈락토오즈Galactose로 분해하는 역할을 한다. 즉, 유당은 두 당분의 결합에서 생겨나는 것이다. 유제품을 잘 소화시키는 사람들은 이 결합이 분리되어 락토오즈가 흡수되는 것이고, 락타아제가 없는 사람들 아시아인들 포함한 많은 사람들은 유당이 소

246

화되지 않은 채 결장으로 내려가 미생물에 의해 발효됨으로써 몇 가지 장애를 일으킨다.

이러한 소화 장애는 장내 세균이 유당을 먹은 후, 산과 가스를 만들어 경련, 설사, 복부 팽만 등을 일으키는 것으로 조금 불쾌한 정도에서 심각한 증상에 이르기까지 정도가 다양하다. 복부 팽만이나 가스가 차는 것은 불쾌할 뿐 아니라 당황스러운 경우도 발생하기 때문에 유당 과민 증상이 있는 사람들은 유제품을 꺼리게 된다.

유당불내증 환자는 실제로 알려진 것보다 훨씬 많다. 예를 들어 유당불내증으로 판명된 사람이 한 명 있다면, 유당 분해 효소가 없으면서도 그 사실을 모르는 사람이 20명은 더 있다는 것이다. 유당불내증은 원인 불명의 복부 통증과 위장 장애의 가장 흔한 무시되는 원인이라고 생각한다.

원인 불명이었던 복통의 원인

리처드 마튼Richard A. Martens 박사와 셜린 마튼Sherlyn Martens 박사의 공저 〈The Milk Sugar Dilemma〉에는 「설명되지 않은 설사나 가스가 차는 현상이 매일 활동 중에나 식사 때 일어난다면 다른 원인이 밝혀질 때까지는 유당불내증으로 봐야 한다」고 적혀 있다. 이 설명은 많은 사람들에게 적용될 것이다.

유당불내증은 특정 민족에 많은 것으로 알려져 있는데, 그 예로 아시아인과 미국, 흑인, 드라비디안 인디언들에게 보편적이며 미국 흑인의 약 70%, 라틴계 미국인의 60~70%가 알려지지 않은 유당불내증 환자이다. 유당불내증은 아직도 가장 흔한 위장 장애

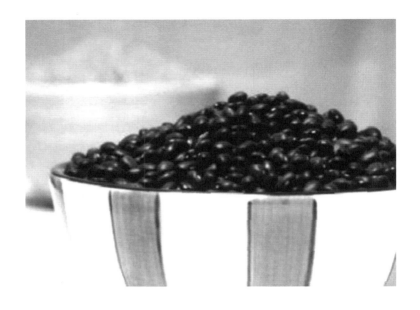

의 원인이며, 아이들이 호소하는 원인 불명의 복통 또한 종종 유당불내증과 연관이 있다.

제8장에서 논의된 것처럼 이와 비슷한 증상은 섬유질 결핍에 의해서도 유사하게 나타날 수 있으며, 기능성 소화 장애도 원인이 될 수 있다. 그러나 문제는 유당 과민성은 고려하지 않고 진단을 내린다는 것이다. 부모들은 유당 과민성인 아이에게 「크느라고 그렇다」고 말하기도 하고, 위경련이나 과민성 대장증상으로 오인해 치료를 받게 하기도 한다. 식단을 바꾸기만 하면 간단히 해결되는 것을 말이다.

유제품과 여러 식품 속에 들어 있는 유당

유당은 거의 모든 유제품에 들어 있으며 비非 유제품에 들어 있는 경우도 있다. 많은 성인들도 자가진단으로 유당 과민성을 알아낸다. 예를 들어 점심에 밀크셰이크나 치즈 샌드위치를 먹은 후 복통을 일으키게 되므로 이런 제품을 피하게 되며, 이런 일이 몇 번이고 반복되면 유제품 자체를 피하게 된다.

요즘은 유제품을 완전히 포기하지 않고도 유당불내증에 대응할 수 있는 방법들이 있다. 이와 관련해 〈The Milk Sugar Dilemma〉의 저자는 그 방법들을 설명해 놓았는데, 그것은 유당을 뺀 유제품을 먹거나 유당 분해 효소가 첨가된 유제품을 먹는 것이다. 또 유제품을 먹을 때 효소를 따로 섭취할 수 있도록 해주는 락타아제정유당 분해 효소도 나와 있다. 물론 콩으로 만든 영양가 높은 「콩 제품」 역시 각종 유제품 대용으로 적절할 뿐 아니라 건강에 유익한 선택이 될 수 있음은 물론이다.

▶ 영양가 풍부한 최적의 우유 대체식품, 두유豆乳

유당불내증 때문에 억지로 유제품을 삼가야 했던 사람은 물론, 유당을 잘 소화시키는 사람에게도 역시 콩 제품은 희소식이다.

콩은 유제품보다 훨씬 다양하게 이용될 수 있기 때문에 영양가가 널리 알려진 지금, 서구에서도 인기가 높아지고 있다. 영양 성분을 함유하고 있는 데다가 환경 친화적이면서도 생산 비용 또한 우유에 비해 저렴하기 때문이다.

1997년 6월 필자는 한국 콩 연구회 주최로 서울에서 열린 콩과 우유에 대한 국제심포지엄에서 강의를 하였다. 참석자들은 두유와 우유의 영양가에 대한 연구 결과를 논의하기 위해 모였는데 결론은 두유가 우유를 능가하는, 효율적이고 영양가 높은 음식이라는 것이었다. 두유는 과다한 유제품의 섭취로 인해 생기는 건강 문제에 대응하는 기능을 가지고 있는 것으로 보인다.

미국 FDA의 연구원으로 오랜 기간 재직하였고, 현재 한국 FDA의 기술자문관인 이인수 박사는 유제품이 몇몇 질병의 주원인인 것이 밝혀지고 있음에도 불구하고 세계적으로 더 확산되고 있다고 밝혔다. 많은 사람들이 유당불내증임을 감안할 때, 이는 주목해야 할 문제이다. 이 박사는 두유가 여러 가지 질환과 증상을 예방할 수 있는 잠재 능력을 설명할 때, 예방 기능이 있는 화합물이라는 의미의 「화학적 반응Chemopreventive」이라는 용어를 이용했는데, 그 이유는 두유 속에 건강 촉진 성분이 많이 들어 있기 때문이다.

▶ 우유와 유아 건강

우유 제품이 아기들에게 반드시 이상적이지 않다는 것을 많은 부모들은 알고 있을 것이다. 사실 10~30%의 신생아와 유아들은 우유 섭취 시에 설사, 발육 부진, 위장염, 복통, 복부 팽만, 가스, 피부 발진, 습진, 밤에도 울음을 그치지 않거나 구토, 호흡 곤란

등의 거부 반응을 보인다. 그러나 콩을 이용한 유아식으로 바꾸면, 이러한 증상의 90% 정도는 감소시킬 수 있음이 밝혀졌다.

우유 제품에 대한 거부 반응이 예방하는 것도 중요하지만 그 외에도 콩으로 만든 유아식은 우유 유아식보다 영양적으로 우수하다. 우유 유아식과 콩 유아식을 비교한 연구는 뼈의 조성 단계인 침착작용Mineralization에 있어 중요한 차이가 있다고 밝히고 있다. 즉 4개월쯤 후, 콩 제품을 먹은 아기의 뼈에 칼슘이 더 많이 저장되는 것을 알아낸 것이다. 또 골다공증에 관한 부분에서는 콩이 칼슘 보존 식품이기 때문에 폐경기 여성의 골다공증을 호전시킬 수 있다고 설명한 바 있다. 신생아의 뼈 무기질 침착에 대한 관찰이 이를 뒷받침하고 있는 것이다.

20여 년간의 축적된 연구는 콩 제품이 우유 제품 거부 반응을 조정하는 데 크게 기여 할 수 있다는 증거를 제공하고 있다. 또 두유를 어릴 때부터 먹으면 특정 알레르기, 고혈압, 소아 관절염, 암, 골다공증, 폐경 증후 및 다른 만성질환을 예방하는 잠재력도 갖게 된다. 물론 필자는 우유 유아식 및 콩 유아식이 모유를 제치고 섭취되어야 한다고 주장하는 것은 아니다. 가능한 한 유아에게는 모유 섭취가 우선시 되어야 한다.

▶ 두유의 영양가가 우유보다 높은 이유

두유의 영양 성분에서 그 이유를 찾을 수 있다. 두유는 리놀렌산으로 불리는 오메가3 불포화 필수지방을 함유하고 있는데, 리놀렌산은 DHA나 EPA와 같은 오메가3 지방산의 전구물질로서 DHA는 인식 기능을 포함한 두뇌 활동을 증진시키며, EPA는 항염 기능과 심장혈관 기능에 이로운 것으로 알려져 있다.

이처럼 두유의 지방은 대부분 불포화 상태로서 암과 심장혈관 질환을 예방하는 중요한 역할을 한다. 우유의 주 단백질은 카세인과 유장 단백질로서 건강에 이롭다. 유장 단백질의 일종인 락토페린은 감염을 예방하는 항균 효능이 있으며, 또 성장을 촉진시키는 역할도 한다. 이러한 이유에서 필자는 콩과 우유의 유장 단백질을 혼합한 제품도 이상적인 식이라고 생각하다. 현재 이를 상업화하고 있는 업체는 「Next Nutrition」사로서 그 회사의 데이비드 젠킨스David Jenkins라는 사람이 건강 보조식품으로 조제한 것이다.

우유의 단백질이 모두 해로운 것은 아니며, 몇몇 두유 제조업체는 우유와 두유를 섞은 음료를 만들어 두 단백질의 장점을 최대화하여 한 제품에 담고 있다. 그 대표적인 예로 한국의 정재원 박사㈜정·식품의 창립자 및 회장가 개발한 베지밀 유스는 한국인들에게 널리 알려져 있다. 성장기의 아동과 청소년을 겨냥해 만들어진 이 제품은 콩과 유제품 중 한 가지만 선택해야 할 필요는 없다는 것을 보여 줌으로써 콩과 유제품업계 모두가 주목할 만한 것이다.

우유는 평생 중요한 칼슘 흡수에 있어 우월하지만, 두유는 칼슘과 비타민 D를 강화해 이러한 약점을 보완할 수 있다. 두유의 또 다른 단점은 트립신 억제제라는 성분이 들어 있다는 것이었으나, 최근 연구발표에 의하면 이 성분은 결장암, 유방암, 구강암을 예방하는 데 중요한 역할을 하기 때문에 오히려 건강에 도움을 준다고 한다.

콩 속에 함유된 식물성화합물, 사포닌의 특별한 기능

콩 속에 사포닌은 두유에 중요한 특성을 제공한다. 콩의 사포닌은 혈중 콜레스테롤을 저하시키고 암의 생성을 억제할 뿐만 아니라, 체중 감량 역할도 하며 아직 정확히 알려져 있지는 않지만 노화 방지의 효과도 있는 것으로 보인다.

사포닌은 또 에이즈를 유발시키는 HIV의 증식을 억제하는 역할을 하는데, 필자의 임상적 경험으로 보면, 장의 기회 감염균에 의한 감염과 섭취 식품의 영양소 흡수력 저하 등으로 기력이 떨어지기 쉬운 에이즈 환자들에게는 우유보다 두유가 마시기에 편하다. 두유나 콩 식품이 영양 부족과 위장 장애를 보이는 에이즈 환자들에게 도움이 된다는 다른 연구가 이를 뒷받침하고 있다.

자기 면역 장애와 우유

면역체계 스스로 작동하거나 그 자체에 대응한다는 뜻의 「자기 면역」반응은 한 번 발병하면 치료가 힘든 많은 질병의 시초에 생기는데 결국 인체 방어 기작인 면역 기능이 인체 내 조직과 싸우게 된다는 것을 의미한다.

식품 중 어떤 것이 자기 면역 반응을 촉발할 수 있다는 것을 지적하는 연구가 많아지고 있다. 자기 면역성은 제1유형 당뇨나 전신성 홍반 루프스Systemic lupus srythematosus 그리고 류머티스 관절염과

253

같은 연결조직질환의 원인일 수 있는 것이다.

동물 실험 결과, 우유 단백질 중 유장 단백질이 제1유형 당뇨를 촉발하는 것으로 나타났다. 연구자들은 우유에 들어 있는 해로운 성분을 발견했는데 이는 「ABBOS」라는 물질로, 복잡한 생화학적 과정을 거쳐 인슐린을 분비하는 췌장의 세포를 파괴하여 흔히 「연소자형 당뇨」라고 불리는 제1유형 당뇨를 촉발하는 것이다. 이 유형의 당뇨는 인슐린 주사에 의존해야만 한다.

또한 우유는 류머티스 관절염, 염증성 장질환과 전신성 홍반 루프스의 원인이 될 수도 있는 것으로 지적되었다. 연구자들은 어떤 류머티스 관절염 환자들이 우유 단백질 항체를 많이 가지고 있다는 것을 알아냈다. 특정 우유단백질은 토끼로 하여금 장애를 일으키도록 만드는데 그것은 류머티스 관절염에서 볼 수 있는 조직 변화와 비슷하다. 이에 반대하는 사람들은 우유단백질이 사람에게도 관절염을 일으키는지에 대해서는 명백히 밝혀진 바 없다고 주장한다. 그러나 일부 영양학자들은 류머티스 관절염 환자들에게 유제품 섭취를 제한하도록 조언하고 있다.

염증성 장질환은 종종 궤양성 대장염이나 크론 씨氏 장질환만성 육아종성 염증성 질환으로 인해 발병하는데, 이러한 질환들은 자기 면역 반응과 밀접한 관계가 있다. 몇몇 연구에 의하면, 염증성 장질환 환자들은 우유단백질을 섭취하지 않을 경우 호전되는 것으로 밝히고 있다. 더욱이 염증성 장질환 환자들은 보통 유당 분해 효소 결핍을 보이기 때문에 유제품을 먹으면 그 증세가 더욱 악화되는 것이다. 일부 동물 실험에 의해 콩 식품이 당뇨병을 일으킬 수 있

254

다는 것이 지적된 바는 있으나 콩 식품이 자기 면역 질환을 촉진
한다는 증거는 어디에도 없다.

콩으로 만든 유아식

우유로 만든 것이든 콩으로 만든 것이든 상관없이 모유가 조제
유아식에 대한 표준이라고 말하는 것은 당연하다. 한 예로 수십
년간의 연구와 실험 끝에 만들어진 정재원 박사의 콩 유아식은 주
요 필수 영양소와 19가지 아미노산, 12가지 비타민과 12가지 무기
질이 균형 있게 들어 있으며, 또한 콩의 자연 성분으로 올리고당,
섬유질, 레시틴, 사포닌, 프로테아제 억제제 및 각종 식물성 영양
소를 다량 포함하고 있다. 수십 년간 정 박사의 콩 유아식을 먹은
아기들은 잘 자라고 있으며 어떤 부작용도 보이지 않고 있다.

콩 유아식의 식물성 에스트로겐 효과에 대해서 의문이 제기되
기도 하였다. 즉 혹자는 콩 아이소플라본의 에스트로겐 약화 기능
이 동물의 번식 기능에 문제를 일으켰기 때문에 인체에도 영향을
미칠 것이라고 예측하였던 것이다. 이러한 예측은 대중매체를 통
해 세상을 떠들썩하게 만들었지만 수천 년 동안 콩을 다량 섭취해
온 아시아인들을 볼 때, 이러한 염려는 전혀 근거 없는 것이다. 미
국 FDA와 영국의 보건국은 이러한 논쟁에 대해 콩 유아식의 안전
성을 입증하는 권고 성명을 발표한 바 있다.

많은 경우에 콩 유아식은 우유의 대체식품으로 간주되어 왔다.
그러나 우유에 알레르기나 유당불내증을 보일 때만이 콩 유아식
으로 바꾸는 정도에 불과했다. 하지만 아시아인들의 경험에 비추

어 볼 때, 콩의 단백질이 우유보다 더 영양가가 높고 특히 콩의 지방조성은 포화지방이 많은 우유와는 달리, 오메가6과 3 지방산이 풍부하므로 콩 유아식의 전반적인 영양성을 감안한다면, 콩 유아식이 단순히 우유 유아식의 대체식품이라는 생각은 잘못된 것이다. 그러한 의미에서 필자는 콩 유아식의 개발과 생산에 일생을 바쳐 온 정재원 박사를 존경한다. 그는 세계적인 콩 유아식의 전문가로서, 콩의 아이소플라본과 DHA의 전구체인 오메가3 지방산이 영·유아의 성장과 지능 발달에 매우 중요한 역할을 한다는 그의 논리에 필자 역시 동의하고 있다.

▶ 주의 사항

흔히 슈퍼마켓에서 판매되는 일반 두유 등의 콩 음료는 콩 유아식과는 전혀 다르다는 점을 강조하고자 한다. 유아식이란 유아들의 성장 발육을 위해 특별히 영양학적으로 완전하게 제조된 것을 말한다. 모든 콩 유아식은 모유의 영양 성분을 기준으로 각종 영양 성분들을 철저히 강화시켜 제조·생산된다. 따라서 일반 우유를 아기에게 먹이지 않는 것처럼 일반 두유를 아기에게 주어서는 안 된다.

또한 콩 유아식이 유아를 위한 유아식으로 인정받았다는 것은 콩 유아식이 타 유아식과 비교하여 그 영양가가 동등하다는 것을 의미한다는 사실을 주지해 주기 바란다.

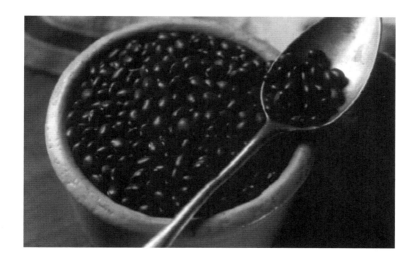

　이처럼 콩 음료는 어른과 아이 모두에게 영양적으로 우수한 우유의 대체식품이다. 더구나 유당불내증인 사람들에게는 두유야말로 다양하고 영양가 높은 선택이며, 특히 에이즈환자에게는 신이 내린 식품이라고까지 할 수 있다.

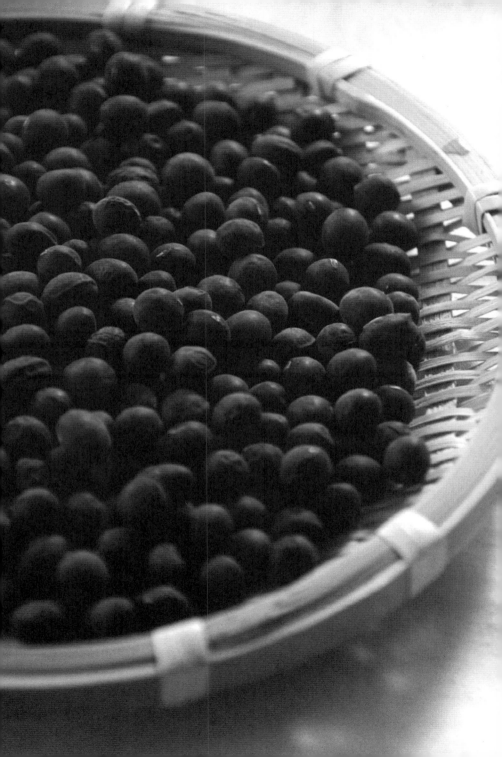

어린이를 위한 필수식품, 콩

The Soy Revolution

우리 사회는
다양한 만성질환을 예방하는 데 있어
식사의 역할에 관한
과도기에 있다고 볼 수 있다.

　서구 식사의 두 가지 기본적인 성분들은 유제품과 동물성 단백질이지만, 자세히 살펴보면 이들의 섭취가 점차 증가한다는 데 문제가 있다. 건강에 관심이 깊은 성인들은 수십 년 동안 건강한 식사에 있어 가장 중요한 것이 무엇인지 아직까지도 혼란스러워 한다. 보건제도가 발달된 사회에서는 전통적으로 예방보다 치료에 오히려 초점을 맞춰 왔으며, 어린이를 위한 적절한 식사에 관한 토론들은 일상적으로 지나가는 말이 되어버렸다. 즉, 보통 부모들은 「어린이들이 "충분한" 우유를 마시고 성장 촉진에 "중요한" 단백질을 충분히 섭취한다면, 어린이들이 그 외의 어떤 다른 것을 많이 먹는 것은 문제가 되지 않는다」라고 생각하기 쉽다. 그러나 장차 그 어린이들이 성인이 되었을 때 그들의 어린 시절 식습관에 의해 의학적 검사 결과, 고콜레스테롤치와 고혈압, 비만의 징후 등을 보일지도 모른다. 그들은 그때야 비로소 식사나 그와 같은 문제에 대해 걱정하게 될 것이다. 그럼에도 불구하고 아직도 많은 성인들은 오랜 기간 건강과 예방에 초점을 맞춘 어린 시절의 식습관이 이러한 성인병들을 예방한다는 것을 알지 못하고 있는 실정이다.

일부 부모들은 자신의 자녀가 이웃의 아이들과 구별되어지는 것을 원하지 않으므로 아이들이 패스트푸드를 먹는 것을 저지시키지 못하게 된다. 한편 의사들이나 조부모들은 아이들이 건강하다고 생각하면서 그들에 대해 너무 지나치게 걱정하지 말라고 말하는데, 이러한 압력은 사실이다. 만일 밀크셰이크, 치즈버거, 프렌치프라이 등이 자녀들에게 좋지 않다고 판단한다면, 부모는 자녀의 학교, 심지어 자녀의 담당 소아과 의사나 가족 주치의와도 갈등을 일으키게 될 것이다. 편리한 인스턴트식품이 상대적으로 비싸지 않고 편리한 것은 의심의 여지가 없다. 필자는 직장에 다니는 부모들이 매일 집에서 요리를 해야 하는, 지루하고 싫증나는 일 대신 이러한 식당들을 이용하는 것을 이해할 수 있으며 과로와 피곤에 찌든 부모들을 탓하고 싶지는 않다. 그러나 불행하게도 많은 부모들은 아이들의 고지방 식습관이 그들이 성인이 된 후 얼마나 중요한 영향을 미치는지에 대해 인식하지 못하고 있어 안타까울 뿐이다.

▶ 아동기 식습관이 성인기에 미치는 영향

6.25전쟁과 베트남전 동안 사망한 병사들을 대상으로 행하여진 시체 부검 보고서의 결과를 보면, 그들의 심장질환의 과정은 이미 사망하기 약 10년 전부터 시작되었다는 사실을 알 수 있다. 그들은 일반적으로 20~22세로서 입대 시 건강했을 것으로 생각된다.

그러나 이 보고서에 의하면 미국 군인의 70%는 관상동맥질환의 징후를 보였지만 젊은 아시아계 군인들에게서는 이 같은 증상을 볼 수 없었다고 한다. 심장혈관질환은 증세가 나타나기까지 상당한 시간을 필요로 하므로, 미국 군인들은 어린 시절부터 그 질환 발생이 시작된 것이 거의 확실하다. 특히 똑같은 스트레스를 받은 아시아계 군인들의 동맥은 손상되지 않은 깨끗한 것으로 보아 전쟁 기간 동안의 환경과 심리적 압박감이 초기 관상동맥질환의 원인이었다는 것은 믿기 어려운 일이다. 일부 독자는 이 젊은이들의 사인死因을 아동기의 식습관에 따른 건강 상태의 차이점에 초점을 맞추는 것에 대해 당연하게 생각할 것이다. 이러한 초기 심장혈관질환들은 미국 내 조기 사망자들의 시체 부검에서 관찰되어 왔다.

그러나 이러한 자료에도 불구하고, 자녀의 식단이 대부분 고지방과 동물성 단백질로 이루어졌을 때 그들의 건강이 위험하다는 것을 부모님들에게 경고해 온 사람들은 아직까지도 극소수이다. 서구 사회 어린이들은 고기로부터 얻는 대부분의 지방 그리고 상업적 식품가공으로 만들어지는 고포화지방으로 이루어진 유제품을 소비하게 된다. 자녀들이 콜레스테롤치가 높은 식품을 소비한다는 것에 대해 많은 부모들이 걱정은 하지만 특히 포화지방의 양이 콜레스테롤량만큼 위험하다는 것은 인식하지 못하는 것 같다.

일본과 중국의 경우, 아이들은 대체적으로 전체 열량의 약 10%를 지방으로부터 얻는다. 반면, 전형적인 미국 아이들은 열량의 49~50%를 포화지방으로부터 얻는다. 대부분 서구사람들은 자신의 아이들이 세계적인 가장 잘 양육되어진 건강한 아이들이라고 믿고 있고, 흔히 식품은 무작정 영양적 가치가 높아야 한다는 잘못된 생각을 갖고 있다. 그러나 미국이나 서구 사회에서 만연하는 영양 문제는 과대 영양 공급으로서 이는 영양 불균형에 의한 영양 실조의 일종임을 인식해야 한다.

포동포동한 아이가 건강한 것은 아니다

미국 내 25%의 어린이들은 과체중이다. 과거 수십 년이 넘는 기간 동안, 많은 이유에 의해 과잉 체중의 어린이와 성인들이 증가하게 되었다. 그중 어린이들의 비활동적인 생활습관이 원인인 것은 확실하다. 도보로 학교에 가는 아이들은 매우 드물고, 대부분의 아이들은 하루 평균 약 5시간 TV를 보며 비디오게임을 하거나 인터넷 등으로 많은 시간을 소비하고 있다. 만약 이 아이들이 운동을 한다면 단체 운동에 참가하는 것이 고작일 것이다.

또한 수백만 명의 어린이들이 시청하는 토요일 아침 TV 방영 시간 동안, 상업광고의 40% 이상을 특정 고지방식품이 차지하고 있다는 것은 결코 우연이 아니다. 추가로 많은 아이들이 아침과 점심을 학교 급식을 통해 먹고 있으며, 제공된 식품의 대부분은 높은 지방을 함유한다. 최근 10년 동안 육류와 낙농업계는 소비자들에게 치즈, 햄버거, 전지우유, 푸딩, 아이스크림 등이 학교에서 제공되어야 하는 영양적으로 균형이 잘 잡힌 필수식품이라고 확신시키기 위해 강력한 압력을 가해왔다. 그 결과 다수의 부모들이 이러한 식품들이 단백질과 기타 영양소들 특히 칼슘의 가장 좋은 식품원이라는 잘못된 인식을 갖게 되었다. 그래서 충분한 지식이 있는 가족 주치의나 소아과 의사의 지원 없이 이러한 체제를 강력하게 저지하기란 어려운 일이다.

▶ 유아기에 찐 통통한 살은 성장 후 빠지지 않는다

어린이의 과체중 그리고 비만에 대해 흔히 거론되는 것은 「어른이 되면 어린 시절 통통함에서 벗어나게 될 것」이라는 말이다. 그러나 통계에 의하면, 이것은 단지 사람들의 바람일 뿐이다. 이러한 과체중 아이들은 친구들로부터 조롱을 당하며, 어른들로부터 잡다한 잔소리를 듣게 된다. 확실히 「통통한 아기의 아름다움」이 과체중 아이들을 만들었다는 오명으로 변했고, 부모들은 아이들의 먹는 습관들에 대해 갑자기 걱정하며 불평하기 시작했다. 성인의 약 25%가 과체중임을 볼 때, 이는 결코 가볍게 넘길 문제가 아니다. 1994년 질병통제센터의 보고서에 따르면 25~30세 사이의 성인들이 7년 전에 비해 평균 10파운드의 체중 증가를 보였는데, 이러한 보고는 어린 시기의 비만이 확실히 성인기까지 이어진다는 것을 보여 준다.

심장병과 비만으로부터 야기되는 건강 유해 요인들이 아동기에 나타나는 데 대해 우리가 해야 할 일은 부모들 스스로가 식습관에 혁명을 일으키는 것이다. 그러나 우리 사회가 어떤 면에 있어서는 건강한 식사에 대해 너무 안일하게 생각하고 심지어는 퇴보하고 있었으므로, 이를 바로잡기란 결코 쉬운 일이 아니다. 1997

년 보스턴에서 열린 미국 영양사협의회 연차대회에서 발표된 최근의 소비자 연구 보고에 의하면 주부들의 28%는 집에서 자신들이 준비하는 식사의 열량을 고려한다고 발표되었다. 이러한 현상은 1990년 조사에서 열량에 대해 걱정하고 있다고 말하는 39%의 주부들의 수치에 비해 상당히 떨어진 것이다. 조사자들 중 43%의 주부들이 식품의 지방 함량에 주의를 기울인다고 보고되었지만, 사실 이것은 1990년의 50%에 비해 더 떨어진 수치이다.

이 보고는 미국 내 소비자들의 식습관에 관한 태도에 영향을 미치는 계기가 되었다. 그간 20년이 넘게 모든 매스컴이 저지방식의 필요성과 식사에 곡식과 채소를 증가시킬 것을 강조했음에도 불구하고, 많은 소비자들은 그들의 건강 상태에 과감한 변화를 시도하지 못하고 있다. 부모들은 아직도 자녀들의 식사를 내버려둔 채, 그들 자신의 식사 습관을 변화시키는 노력을 하는 것이 과연 가치 있는 일인지에 대해 궁금해 하고 있다.

▶ 고지방식을 선호하는 식욕은 자연적인 것?

많은 부모들은 자신의 아이들이 곡물이나 과일 그리고 채소보다는 고지방식품을 자연스럽게 택할 수 있기 때문에 더 좋아한다고 믿고 있다. 일반 통념은 사람들로 하여금 고지방식품을 갈망하는 것은 선천적으로 타고난 것이고, 채소 등의 식물성 식품은 자꾸 먹어야만 익숙해질 수 있다는 잘못된 인식을 불어넣고 있다.

265

더구나 현대사회에서 단 음식이 무언가 특별한 음식으로 여겨지는 경향이 높아짐에 따라 많은 후식들이 개발되었고, 심지어는 걸음마 단계의 아이들까지도 케이크와 아이스크림이 생일파티 음식이라는 것을 알고 있을 정도이다.

또한 흔히 말하는 "고기를 좋아하는 사람" 또는 "단 음식을 좋아하는 사람"으로 분리시킴으로써 마치 「그러한 식습관은 유전적 요인에 의해 타고 나는 것」이라는 잘못된 생각들이 팽배해 있다. 그러나 이는 서양의 어린이들이 고지방 식품으로 양육되었기 때문에 고기 맛에 익숙해 있을 뿐이다. 만약 어려서부터 저지방식품들을 섭취하게 되면, 아이들은 저지방식품들을 좋아하게 될 것이다. 많은 아이들이 저지방, 저당분의 평범한 식물성 위주의 식단에서 특별한 경우 후식이나 스낵류를 제공받게 되는데, 이처럼 정신적으로 보상받게 되는 것은 우리 문화뿐만 아니라 거의 전 세계적으로 보편화된 현상인 것 같다.

고지방식품은 먹으면 먹을수록, 또 먹고 싶은 욕구가 생기게 된다. 따라서 그 욕구를 줄여 나가는 것은 고지방식품을 피하는 것이다. 다른 말로 표현하면, 만약 어린이와 성인들이 저지방 식품 맛에 길들여지면 새로운 습관이 형성되어, 결과적으로 지방질이 많은 육류나 전지우유는 매력을 잃게 된다. 지방식에 대한 습관을 무너뜨린 어린이들에게 고지방식품들이 더 이상 매력을 주지 않는다는 사실을 주장할 수 있게 된다. 그러나 지금까지 건강관리기구는 실제적으로 지방으로부터 획득하는 열량은 식사 총열량의 30%로 하라고 추천하던 것을 중지하고 저지방식품들을 먹으라고 추천함으로써 오히려 소비자는 자신들이 여기저기에서 이런 목표 달성을 위하여 작은 변화를 만들 수 있다고 믿게 되었다. 기억해야 할 점은 섭취 지방의 종류도 중요하다는 것이다. 포화지방은 건강에 유해한 인자인 반면, 불포화지방은 건강에 필요한 것이다. 필자는 부모들에게 아이들이 먹는 음식 중 스낵류나 단 음식 그리고 고지방식품을 줄이는 데 「관심」을 가지라고 충고한다. 부모들은 고지방 스낵, 단 음식의 섭취를 줄이도록 얘기하긴 하지만 근본적인 문제들은 아직 해결되지 않은 상태이다. 더구나 패스트푸드 산업의 성장은 문제점을 더욱 악화시키는 경향이 있다.

이러한 여러 가지 이유들 때문에 대부분 건강관리 전문가들은 어른들이나 어린아이들로 하여금 적은 양의 동물성 단백질이 들어 있거나 또는 전혀 들어 있지 않은 식물성 위주의 극단적인 식사를 하도록 추천하지는 않는다. 만약 그들이 당신에게 동물성 단백질은 불필요하므로 섭취해서는 안 된다고 말한다면, 당신은 동물성 식품이 빠진 식사를 생각할 수 없기 때문에 듣는 것조차도 싫어할지 모른다. 그래서 자세한 내용을 이야기하기보다는 좀 더 입에 맞는 맛있는 식물성 위주의 식품과 다소의 동물성 단백질을 함유한 식사로의 변화를 시도하도록 장려하는 것이 바람직하다. 우리 사회에서는 아쉽게도 아직도 채식주의자들을 다소 이상한 사람들로 간주하고 있다. 중요한 점은 동물성 단백질을 먹고 있는 동안에도 식물성에 기초를 둔 식사 쪽으로 이동하는 것이 가능하다는 것이다. 건강을 위한 변화는 분명히 즐거운 경험이 될 수 있다.

음식 때문에 가족 간에 시시하게 다툰다거나 자신이 좋아하는 음식이 없어졌다는 이유로 일부 지각을 상실한 사람은 없다. 물론 기본적 식습관의 변화란 어려운 것이 사실이다. 그러나 건강 유익 인자들은 이러한 노력이 가능하도록 만드는 충분한 가치를 가지고 있다고 할 수 있다. 콩 식품으로 양육된 동양의 아이들은 마치 미국의 아이들이 햄버거를 좋아하는 것과 마찬가지로 콩 식품들을 좋아한다. 따라서 어린아이들을 격려하기 위해 햄버거를 주듯, 콩버거를 좋아하도록 자극할 수 있다. 아시아 국가들에 있어서 콩 식품은 햄이나 핫도그처럼 맛을 돋우기 위해 만들어진 비밀스러운 제품은 아니다. 우리의 입맛은 조절되어야 한다. 건강을 해치게 될 뿐인 식습관을 계속해야 할 아무런 이유가 없기 때문이다.

▶ 다양하고 건강에 유익한 콩 식품

오늘날에는 쇼핑 시간이나 조리 시간을 추가하지 않아도 될 만큼 편리하고 쉽게 콩 식품들을 식단에 올릴 수 있다. 많은 요리책들은 아침 대용으로 「두유 스무디smoothie」로부터 영양가 있는 「콩 라자냐」에 이르기까지 다양한 요리법을 제공해 준다.

그리고 푸딩이나 달콤한 음식 요리에 콩을 기본 재료로 사용할 수도 있다. 지금까지 이 책에서 읽은 것처럼 콩 단백은 완전한 단백질원이다. 모든 9가지 필수아미노산을 제공하며, 신체에 의해 쉽게 이용될 수 있다. 추가로 콩은 평균 약 18% 정도의 지방 함량을 가진 천연적 저지방식품이다.

필자는 상품화된 빵처럼 많은 양의 콩이 들어간 식품들을 하루 아침에 아이들에게 섭취시킬 것을 주장하는 것은 아니다. 현명한 방법으로 자녀들의 식사에 적당량 첨가하라는 것이다. 지금까지 설명했듯이 특히 콩의 지방 성분 및 함량은 영양학적으로 건강에 매우 유익하다. 이 같은 효과로 볼 때 콩이야말로 「천연적인 초우량 식품」이므로 필자는 여러분의 자녀들에게 여러 가지 콩 식품을 소개하도록 적극 추천하는 바이다.

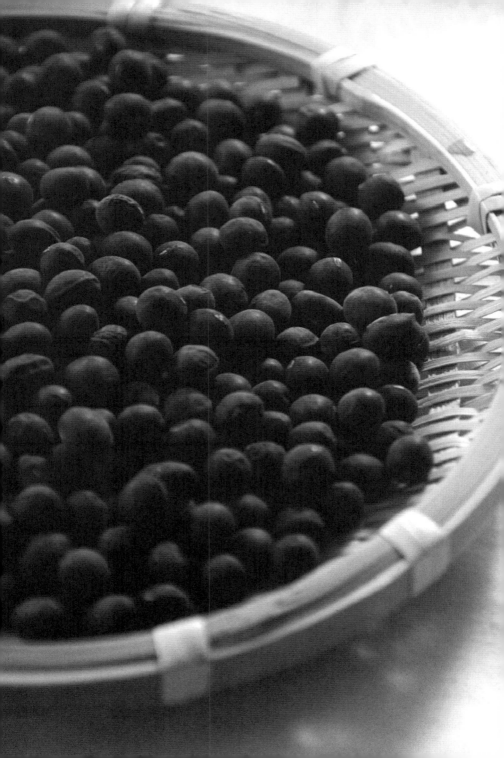

보다 건강한
당신의
삶을 위하여

The
Soy Revolution

이 장에서는
콩의 특정 성분이
과연 다양한 질환들에
어떻게 적용되는지,
그 효과에 대해 살펴보려고 한다.

이중 몇몇 사례는 추측에 근거한 것일 수도 있다. 그러나 이는 연구가 진행 중이거나 막 시작된 분야이며 사실과 추측을 구분하는 데 주의를 기울였음을 밝혀 둔다. 이 장은 독자들에게는 흥미로운 부분이 될 것이다. 또 과학자들은 이를 통해 가치 있는 연구과제를 발견하길 바란다.

콩은 서구 사회의 심각한 퇴행성질환을 예방하는 「떠오르는 별」로 간주되고 있다. 건강을 유지하고 증진시키는 것과 관련하여 많은 논의가 있지만 그중 특별히 흥미로운 것은 콩 음식과 장수에 관한 것이다.

▶ 만성질환의 예방

서구 사회의 조기 사망과 발병의 주요 원인은 만성질환이다. 이것은 식습관과 같은 생활습관과 연관되어 있다. 인간은 대체로

100세까지 살 수 있지만, 대부분의 사람들은 대개 70년 정도를 산다. 서구 사회의 제1 사망 원인인 심장혈관계질환이 없다면 평균 6년 정도는 더 살 수 있고, 암과 발작 등의 심장질환이 아니라면 16년을 더해 보통 인간의 수명은 100년 정도가 될 것으로 추정된다.

식습관은 암과 심장혈관계질환을 예방할 수 있는데 콩은 특별한 효능을 가지고 있다. 장수마을이나 장수하는 집단에 대한 연구에 따르면, 동물성 단백질의 섭취가 낮고 섬유질 섭취가 높으며 이웃과 어울려 잘살고 운동량이 많다는 특징을 보인다.

영양 섭취와 장수의 관계는「장수를 위협하는 요소는 무엇인가」하는 측면에서 관찰할 수도 있다. 장수에 관한 연구 결과, 채식은 장수하는 사람들의 식단일 뿐 아니라 정제당과 가공된 식품이 적으며 영양분이 많고 미량원소가 많다는 것을 알 수 있다. 정제당과 지방이 많은 식품은 다른 영양소가 부족하기 쉬운데 서구 식단에는 이런 음식들이 많다.

장수와 칼로리 섭취는 밀접한 관계가 있다. 장수하는 사람들의 칼로리 섭취는 보통 미국인의 1/2 정도로서 100세를 넘게 사는 사람들에게서 비만을 찾아보기는 어려우며 많은 아시아 국가에서 비만은 흔하지 않다. 중국 상해의 사찰「Jade Buddha」의 주지승에 따르면 수도승의 장수는 흔한 일로 그들의 생활 방식은 연구 결과로 얻은 장수의 영양적 요건에 부합되는 것이라 한다. 수도승들은 또 고기와 비슷한 맛을 내는 콩 요리를 비롯해 콩의 다양한 요리법을 보유한 전문가들로도 알려져 있다.

콩은 영양이 풍부한 훌륭한 식품이며 광범위한 노화 방지와 질환 예방 기능을 하는 항산화제가 풍부하다. 콩의 영양 성분을 증명한 많은 연구들 중 동물을 대상으로 한 실험에서, 한 집단에는 콩 식이를, 다른 집단은 우유 단백질인 카세인을 주로 한 먹이를 주었는데 콩 식이를 섭취한 집단이 다른 집단에 비해 수명이 13%나 늘어났다. 이는 콩의 아미노산이 산화를 막고 다른 단백질원과 비교하여 유리기를 유도하는 경향이 덜한 것으로 보인다. 이 밖에도 몇몇 실험에서 검증된 노화 측정을 통해, 콩 식이를 섭취한 동물에게서 노화 과정이 더디게 나타나는 것을 볼 수 있었다제1장, 표1 참조.

얼 민델Earl Mindell 박사는 그의 저서 〈The Vitamin Bible〉과 〈The Herb Bible〉에서, 콩이 어떤 역할을 하는가를 추적한 결과 「심장혈관계의 건강과 암 예방에 명백한 효능을 가진 것으로 본다」고 하였다.

고지방, 고칼로리 식품을 계속 섭취하면서 콩을 추가로 먹는다는 것은 건강을 증진시키는 좋은 방법이 아니다. 콩을 원하는 것은 만성질환을 예방하기 위한 바람직한 생활 방식에 기초한 것으로, 콩은 영양학적으로 우수한 식품이며 어디서나 구할 수 있고 저렴한 고품위 단백질원인 동시에 풍부한 아이소플라본 공급원인 것이다.

▶ 노화를 방지하는 콩 아이소플라본의 역할

만성질환의 예방 및 수명 연장에 있어 항산화제가 갖는 역할에 대해 활발한 연구가 진행되고 있다. 콩 아이소플라본은 강력한 항산화제인데, 콩의 건강 촉진 특성은 바로 이 아이소플라본의 항산화 능력과 직결된다. 항산화제와 수명 연장에 오르W.C.Orr 박사와 소할R.S.Sohal 박사의 획기적인 연구가 1994년 〈Science〉지에 실리면서 많은 동물 실험과 임상 실험이 시작되었다.

산화적 스트레스Oxidative Stress는 만성적인 퇴행성질환과 조직의 노화를 촉진한다. 특히 조기 사망의 원인이 되는 암의 발생에 중요한 역할을 한다. 문제는 적절한 형태의 항산화제를 선택하여 적소에서 기능하도록 하는 것이다.

▶ 적절한 항산화제란?

이 질문에 대한 답을 할 수 있다면, 그것은 노벨상 감이다. 항산화제가 산화 피해를 일으키는 「유리기」를 파괴한다는 사실은 의심할 여지가 없고 간단한 산화환원전위REDOX potential, 조직을 손상시키는 유리기를 제거하는 능력가 있다고도 한다. 몇몇 항산화제는 물보다는 지방에 더 잘 용해되며, 그 반대의 경우친수성도 있다. 그런데 이 두 가지 기능을 합쳐서 세포 내에서 최대의 항산화 효과를 내도록 하는 시도는 아직 충분하지 않았다.

관건은 항산화제를 세포 내로 접근시키는 데 있어서 더 나은 방법이 무엇인가 하는 것이다. 호르몬의 하나인 멜라토닌Melatonin은 세포 내 여러 위치로 접근할 수 있지만 이러한 호르몬의 사용은 반작용이 나타날 가능성이 있다. 때문에 세포 내 중요 부분에 접근할 수 있는 기작을 가진 콩 아이소플라본이야말로 가장 효율적인 항산화제인 것이다.

▶ 일본인이 오래 사는 까닭

일본인들이 장수하는 이유를 단지 콩 섭취 때문이라고 할 수는 없으며 명확히 원인을 설명할 수 있는 사람 또한 아무도 없다. 물론 콩 식품이 크게 기여했을 것이라고 믿지만, 그 외에도 저지방, 풍부한 필수지방산, 저콜레스테롤 섭취 등이 영향을 미쳤을 것이다. 일본에서는 흰쌀 대신 콩, 메밀, 수수 등을 섭취하는 것과 장수와의 관계에 대한 연구가 있었는데, 이를 통해 콩의 비소화성 당질올리고당이 대장 내의 이로운 박테리아의 성장을 촉진한다는 사실이 밝혀졌다. 이 박테리아는 결장암을 예방할 뿐 아니라 면역 기능을 증진시키며 장에서 효모균을 박멸하는 것을 도움으로써 효모균과 관련된 것으로 추정되는 질병을 막는다.

일본에서 가장 장수하는 집단은 오키나와 섬의 농촌에 살고 있다. 그곳에는 항산화제가 많은 녹황색 채소가 풍부하고 콩이 많이 생산된다.

일정 연령을 기준으로 했을 때, 일본인은 전립선암과 유방암의 발병률이 낮은데 그 원인의 하나로 콩 음식이 지적되었다. 물론 일본 남성들에게도 전립선암이 나타나기는 한다. 그러나 발병 시기가 늘는 경향이 있고 이처럼 암의 발병이 늦추어짐으로써 수명이 연장 될 수 있는 것이다. 사실 다양한 항암제에 관한 연구를 통해 알 수 있듯이 완전한 암 예방이란 불가능하지만 발병 시기를 현저히 낮출 수는 있는 것이다. 이에 필자는 콩 아이소플라본이 이와 같은 역할을 할 수 있다고 믿는다.

물론 콩만이 해답을 가진 것은 아니다. 최근 들어 녹차가 항암 효능이 있다는 주장이 나오고 있는데 녹차는 일본인이 가장 즐겨 마시는 음료이다. 녹차는 일본에서 항암제로 알려져 있으며 서구에도 그 우수성이 알려지기 시작했다. 녹차의 항암 성분은 에피가로카테친 갈레이트$_{EGCg}$로 농축된 탄닌 혹은 카테친이다. 카테친은 여러 차茶에 들어 있지만 EGCg가 인체와 동물에 구체적인 항암제로 작용한다고 알려져 있으며 이 또한 콩 아이소플라본과 같이 강력한 항산화제인 것이다.

▶ 아름다운 피부와 콩

동양인의 피부는 기미나 잡티가 적어 서구인의 부러움을 산다. 동남아국가들에서는 서구에서 흔히 볼 수 있는 피부병이 드물기 때문에 피부 의학이 크게 발달되어 있지 않다. 아시아에서 여드름이란 이채로운 것이며 중국이나 일본의 경우, 일반 습진이나 버짐 등의 환자 또한 드물다. 그러나 서구에서 여드름은 가장 일반적인 피부 질환의 하나로서 미국인 중 80%가 여드름을 경험하며 그중

25%는 치료를 요할 정도이다.

여드름의 원인과 치료에 대한 잘못된 개념이 몇 가지 있다. 여드름은 불결한 위생 상태나 스트레스, 성 생활, 특정 음식에 의해 발생되는 질병이 아니다. 필자는 조급한 처방에 앞서 식습관에 대한 검증이 우선되어야 한다고 생각한다. 하지만 애석하게도 건강한 피부를 위한 콩의 잠재적 특성에도 불구하고 적당한 연구가 이루어지지 않았으며 콩 식이에 의한 여드름 예방 효과는 간과되어 왔다. 사실 식습관의 조정으로 여드름을 예방하는 접근 자체가 서구의 피부과 전문의들에 의해 무시되어 왔던 것이다.

여드름의 발생

여드름은 일차적으로 체모의 소낭과 얼굴, 가슴 등의 피지선에 나타난다. 피지선은 피지에서 기름진 분비액을 내는데 머리카락의 소낭으로 흘러 필로세바세오스Pilosebaceous관을 거쳐 피부 표면에 도달한다. 이 관이 막히면 죽은 세포와 함께 분비물이 넘쳐나 부스럼, 종기, 여드름 등의 피부질환을 일으키는 것이다.

남성호르몬인 안드로겐 호르몬은 피지선을 자극하여 늘리고 피지를 만드는 유일한 호르몬으로 알려져 있는데, 안드로겐이 과도하면 여드름이 생긴다. 에스트로겐은 피지선을 줄이고 피지의 양을 감소시켜 안드로겐의 기능을 막는다. 이처럼 안드로겐과 에스트로겐의 상반된 작용은 여드름의 원인, 치료, 예방에서 중요한 역할을 한다.

젊은 여성들은 여드름에 에스트로겐이 효과적이기 때문에 에스

278

트라디올이 들어 있는 피임약을 복용한다. 그러나 에스트로겐이 함유된 피임약은 구토, 체중 증가, 압통, 하혈 등의 부작용 및 혈관질환의 위험이 있기 때문에 한계가 있다. 또 적은 양으로는 효과가 없고 남성에게는 적당하지 않은 치료법이다.

약한 에스트로겐 효과가 있는 콩 식이요법이 여드름의 예방 및 치료에 이상적인 이유가 여기에 있다. 항안드로겐으로 기능하는 콩아이소플라본은 피지선의 안드로겐 작용을 막는다. 천연요법이란 어떤 질병에나 안전하게 적용할 수 있으며, 부작용도 없고 가격도 저렴한 콩 아이소플라본을 여드름의 천연치료제로 이용하는 것에 대한 근거 자료는 얼마든지 있다.

아름다운 피부를 위하여

아름다움 피부는 보편적으로 경탄의 대상이 된다. 서구 여성들은 원하지 않는 체모를 제거하기 위해 많은 비용을 들인다. 표백, 왁싱, 뽑기, 면도 등의 방법은 번거로운 뿐 아니라 비싼 경우도 있다. 수많은 여성들 때문에 이러한 체모 관리 사업은 돈벌이가 잘되지만 왜 원치 않는 체모가 생겨나는지를 묻는 여성은 많지 않다.

일반적으로 동양여성을 제외하고 짙은 색 머리카락을 가진 여성은 그렇지 않은 여성에 비해 더 많은 체모 문제를 갖고 있다. 동양여성들은 서구 여성에 비해 이런 문제에 관해 훨씬 자유로운데 그 주된 원인은 식습관으로서 바로 '콩'인 것이다.

몸에 털이 많은 것은 남성호르몬 자극과 관련이 있다. 과다한 안드로겐 분비와 관련된 질병은 여드름과 과다한 체모에도 영향을 미친다. 그러나 이러한 경우란 서구 여성에게는 흔한 일이어서 사춘기 이후의 당연한 현상으로 간주되고 있다. 그 밖에도 임신 중 또는 폐경 후, 몸에 털이 많아지는 것도 호르몬 변화가 주된 원인이다.

콩 아이소플라본은 에스트로겐 효과로 안드로겐 자극을 조정하기 때문에 피부 건강과 체모 문제에도 중요한 역할을 할 수 있다.

아이소플라본은 보조제의 형태로 치료에 이용될 수 있으며, 정확한 1일 섭취량을 측정할 수는 없지만 콩 식이는 아이소플라본의 섭취를 통해 아름다운 피부를 만들기 위한 확실한 방법이다.

건선과 습진 그리고 혈관신생

건선과 습진에 대한 콩 식이의 역할은 여드름에 있어서처럼 명확한 것은 아니나 잠재적 효능을 갖는 것으로 보인다. 혈관신생 Angiogenesis은 조직의 보수, 종양 치료, 배란 및 생리에 필수적이지만 피부 상태나 관절염, 암, 안질, 염증 등의 질환을 결정하는 요소이기도 하다. 현재 이 혈관신생을 조정하는 성분으로는 상어 연골이나 아이소플라본 등의 천연 성분이 논의되고 있다. 이들 성분은 혈관신생을 조정하여 그에 관련된 질환의 예방, 치료에 도움을 줄 수 있는 것이다. 혈관신생은 건선, 습진 등의 피부질환에서 중요한 역할을 하며 상처 치료의 중추적 역할을 담당하는데, 연골조제를 복용하면 상처 치료에 효능이 있는 것으로 나타났다.

조수아 코제닉Joshua R. Korzenik 박사는 스테판 반즈 박사와 공동으로 「유전적 혈관 확장증Hemorrhagic telangiectasia」이라는 희귀한 증상

280

의 치료에 콩 단백질을 이용한 연구 결과를 발표하였다. 이 질환은 코피나 소화계 출현, 편두통 등으로 특정지어지는 유전병으로 인해, 입안, 코, 내장 등의 팽창된 혈관다발Telangiectasia에서 피를 흘리게 된다. 이 연구는 항신생혈관 성분인 엔타이앤지오제닉Antiangiogenic을 인체를 대상으로 실험했다는 데에 큰 의미가 있으며, 콩 단백질 섭취 환자 9명 중 8명이 긍정적인 반응을 보였고 코피를 흘렸던 6명의 환자 중 3명에게서 증상이 완전히혹은 거의 완전하게 사라졌다. 또 환자 3명 중 1명은 수혈의 필요가 줄었으며 심각한 빈혈에도 부분적으로 치유의 효과가 있었고 편두통 환자 4명도 증세가 호전되었다. 비록 두통의 원인은 아직 밝혀지지 않았지만 편두통을 치료하는 아이소플라본의 효능에 대한 연구는 가치가 있을 것으로 보인다. 이 연구의 중요성은 아이소플라본을 함유한 콩 단백질이, 인체에 상당한 항신생혈관 효과를 갖는다는 것을 보여 주었다는 데에 있다.

▶ 아이소플라본과 알코올 남용

인디애나 주립대학교 의과대학의 레니 린Renee C. Lin 박사와 팅 카일리Ting-Kaili 박사는 동물 실험을 통해 아이소플라본이 음주 습관과 숙취 정도에 영향을 미친다는 흥미로운 사실을 발견했다.

이 연구자들은 콩의 다이드제인이 알코올을 먹인 쥐의 수면 시간을 단축시킨다는 것을 보여 주었다. 다른 실험에서도 다이드제인은 쥐의 자발적인 알코올 섭취를 감소시킨 바 있다. 이러한 작용 기작이 완전히 이해된 것은 아니지만 아이소플라본은 위장이 비워지는 시간을 지연시키는 기능과 관계가 있는 것으로 보인다. 콩 아이소플라본이 뇌에 작용하여 알코올을 섭취하고자 하는 욕구를 억제하고, 알코올에 의한 중독을 감소시킬 수 있다는 의견은 흥미롭다. 동양인들은 알코올에 대한 불내성이 높기 때문에 알코올 중독이 많지 않다는 것은 이미 알려진 사실이다. 이에 대해 여러 원인이 제시되어 왔는데, 유전적으로 알코올 대사에 불내성이 높다는 것과 더불어 아이소플라본의 섭취가 알코올의 과다 섭취를 막는 것은 아닐까 싶다.

▶ 콩과 방사능 상해

특정 식이 성분이 암의 성장을 촉진시킨다는 것은 잘 알려져 있다. 그러나 이 같은 환경적 요인들이 있다 해도, 방사능 노출보다 위험한 것은 없다. 두 차례의 비극적인 방사능 피해 사건은 콩의 방사능 유도 상해에 대한 잠재적 효능에 관한 정보를 제공했다. 첫 번째 사건은 히로시마와 나가사키의 원폭 투하로서 수십만의 인명이 희생되었고, 그 후로도 오랫동안 많은 사람들이 방사능으로 인한 다양한 형태의 암으로 고통 받고 있다.

또 체르노빌 핵발전소의 방사능 유출 사건 및 1998년 인도와 파키스탄의 핵무기 실험 등은 세계인들에게 다시 한 번 핵무기에 의한 방사능 피해에 대한 경각심을 불러일으켰다.

일본 나가사키의 신이치로 아키주키 박사는 〈Japan Times〉에 실린 기사에서 콩 식품인 일본 된장의 섭취로 방사능으로 인한 질병의 심각한 피해를 막을 수 있다는 의견을 제시했다. 아키주키 박사의 의견을 뒷받침하는 많은 동물 실험 결과들을 통해, 콩 식품이 쥐에 발생하는 자연적 혹은 방사능에 의한 간 종양의 위험을 감소키는 것으로 나타났다. 방사능 피해를 예방하기 위해 콩 분리단백을 이용하는 것은 중요한 의미가 있다. 언제 또 다시 방사능 누출사고가 있을지 아무도 알 수 없지만 이미 피해를 입은 사람들에게 가능한 빨리 콩에 관한 정보를 알리는 것이 급선무일 것으로 보인다.

100세 시대
기적의 식품
콩

초판 1쇄 발행 | 2015. 01. 15.

지은이 | 스테판 홀트 M.D.
옮긴이 | 정재원
발행처 | 하늘구름

편집 | Metal
디자인 | 쪽파브레가스

등록번호 | 제2014-000261호
등록일자 | 2014년 09월 29일

ISBN 979-11-86131-12-1 03510